Clemens Netter

Mineralisationsstörungen des Knochens und Vitamin D

Clemens Netter

Mineralisationsstörungen des Knochens und Vitamin D

Histologische und histomorphometrische Untersuchung von Mineralisations- störungen des Knochens unter besonderer Berücksichtigung des Serum-Vitamin D

Südwestdeutscher Verlag für Hochschulschriften

Imprint
Any brand names and product names mentioned in this book are subject to trademark, brand or patent protection and are trademarks or registered trademarks of their respective holders. The use of brand names, product names, common names, trade names, product descriptions etc. even without a particular marking in this work is in no way to be construed to mean that such names may be regarded as unrestricted in respect of trademark and brand protection legislation and could thus be used by anyone.

Publisher:
Südwestdeutscher Verlag für Hochschulschriften
is a trademark of
Dodo Books Indian Ocean Ltd., member of the OmniScriptum S.R.L Publishing group
str. A.Russo 15, of. 61, Chisinau-2068, Republic of Moldova Europe
Printed at: see last page
ISBN: 978-3-8381-2336-3

Zugl. / Approved by: Hamburg, UKE, Diss., 2010

Copyright © Clemens Netter
Copyright © 2011 Dodo Books Indian Ocean Ltd., member of the OmniScriptum S.R.L Publishing group

Für meine Familie

Inhaltsverzeichnis

1. ARBEITSHYPOTHESE UND FRAGESTELLUNG 1

2. EINLEITUNG 2

    2.1. Das menschliche Skelett und seine Funktionen 2

    2.2. Knochenaufbau und -struktur 2

    2.3. Zellen des Knochens 5

    2.4. Modeling und Remodeling 9

    2.5. Regulation des Knochenstoffwechsels 11

        2.5.1. Parathormon 11

        2.5.2. Vitamin D 12

            2.5.2.1. Metabolismus 12

            2.5.2.2. Wirkungen von Calcitriol 15

            2.5.2.3. Vitamin D-Mangel 16

        2.5.3. Weitere Modulatoren des Knochenstoffwechsels 18

    2.6. Bestimmung von Knochenstatus und Knochenqualität 20

3. MATERIAL UND METHODEN 23

    3.1. Gewinnung der Proben 23

    3.2. Entwässerung und Infiltration 24

    3.3. Polymerisation 24

    3.4. Histologische Aufarbeitung 25

    3.5. Färbevorgang 26

        3.5.1. Rehydratation der Proben 26

        3.5.2. Färbung mit Toluidinblau 27

        3.5.3. Färbung nach von Kossa/van Gieson 28

    3.6. Histomorphometrische Auswertung 29

    3.7. Vitamin D-Bestimmung 30

    3.8. Statistische Auswertung 30

4. ERGEBNISSE ... 31

4.1. Patientenkollektiv ... 31
4.2. Vitamin D im Jahresverlauf ... 32
4.3. Korrelation von Vitamin D und Alter ... 36
4.4. Korrelation von Vitamin D und BMI ... 38
4.5. Korrelation von Vitamin D und OV/BV ... 39
4.6. Korrelation von Vitamin D und OS/BS ... 40
4.7. Korrelation von Vitamin D und O.Th ... 41

5. DISKUSSION ... 42

6. ZUSAMMENFASSUNG ... 52

7. ABKÜRZUNGSVERZEICHNIS ... 53

8. LITERATURVERZEICHNIS ... 55

9. DANKSAGUNG ... 66

1. Arbeitshypothese und Fragestellung

Vitamin D spielt sowohl in der Entwicklung als auch in der Aufrechterhaltung eines gesunden Skeletts eine wichtige Rolle. Ein Mangel führt zu Mineralisationsstörungen der Knochen und kann in schweren Fällen im Kindesalter zur Rachitis und bei Erwachsenen zu Osteomalazie führen. Vitamin D kann sowohl mit der Nahrung aufgenommen als auch, durch UVB-Strahlung induziert, in der Haut gebildet werden. Trotzdem hat der Vitamin D-Mangel in Deutschland eine bekanntermaßen hohe Prävalenz.

Dieser Umstand gab Anlass anhand eines großen Kollektivs aus Norddeutschland durch Vitamin D-Mangel bedingte Mineralisationsstörungen zu untersuchen und mögliche Ursachen und Lösungsansätze zu diskutieren.

Zu diesem Zweck haben wir es uns zur Aufgabe gemacht von 1874 Individuen, die im Institut für Rechtsmedizin des Universitätskrankenhauses Hamburg-Eppendorf vollständig seziert wurden, Beckenkammbiopsien und Blutproben zu gewinnen. Aufgrund makroskopischer und mikroskopischer Untersuchungen war es uns möglich Fälle mit sekundären Osteopathien auszuschließen.
Die Beckenkammbiopsien wurden histologisch und histomorphometrisch untersucht und in den Blutproben die jeweiligen 25-Hydroxyvitamin D-Konzentrationen bestimmt.

2. Einleitung

2.1. Das menschliche Skelett und seine Funktionen

Das menschliche Skelett erfüllt vielfältige Aufgaben. Zum einen fungiert es als Halte- und Stützapparat und ermöglicht uns, indem es als Ansatzpunkt für die Muskulatur dient, die Fortbewegung. Dadurch, dass die Knochen gleichsam als Hebel wirken, erhöht es außerdem die Effektivität der Muskelfunktion.

Des Weiteren dient es dem Schutz innerer Organe und vor allem des zentralen Nervensystems, das durch den Schädel und die Wirbelsäule vollständig von knöchernen Strukturen umgeben ist.

Ebenfalls vollständig von Knochen umgeben ist das blutbildende Knochenmark, da es sich im Inneren der langen Röhrenknochen und der großen platten Knochen (z.B. Femur und Becken) befindet.

Ferner dient das Skelett als Kalzium- und Phosphatspeicher, was in der Evolution der Säugetiere eine tragende Rolle spielte, da an Land - anders als im Meer - Kalzium nicht immer zur Verfügung stand und eine kontinuierliche Zufuhr auch zwischen den Mahlzeiten gewährleistet werden musste, da eine gleich bleibende Kalziumkonzentration für viele physiologische Vorgänge notwendig ist [74].

2.2. Knochenaufbau und -struktur

Knochen setzt sich zu 70% aus anorganischen und zu 30% aus organischen Substanzen zusammen. Der anorganische Teil wird hauptsächlich von Kalziumphosphat-Kristallen (Hydroxylapatit; $[Ca_{10}(PO_4)_6OH_2]$) gebildet, der organische Teil setzt sich aus Kollagen Typ 1 (90%) und anderen nicht-kollagenen Proteinen (10%), wie Proteoglykanen und Glykoproteinen, zusammen.

Während das Hydroxylapatit dem Knochen Härte (Druckfestigkeit) verleiht, sorgen die Kollagenfibrillen für Zugfestigkeit und Elastizität [18].

Die Rolle der nicht-kollagenen Proteine ist dagegen noch nicht vollständig geklärt. Das am häufigsten vorkommende nicht-kollagene Protein ist Osteokalzin, das die Kalziumbindung hemmt, Hydroxylapatit stabilisiert und die Knochenbildung reguliert [19].

Makroskopisch gesehen gibt es zwei unterschiedliche Formen vom reifen Knochen: kortikalen und trabekulären oder spongiösen. Beide sind in ihrer chemischen Zusammensetzung identisch und unterscheiden sich nur in ihrer Struktur.

Die Kortikalis, Kompakta oder Rindenschicht, ist sehr dicht und geordnet und bildet den äußeren Teil aller Knochen. Sie nimmt 80% der Masse des Skelettes ein, und da sie sehr biegungs- und rotationsstabil ist, trägt sie einen großen Teil der mechanischen Belastungen und dient als Schutzbarriere gegen äußere Gewalteinwirkung.

Die Spongiosa, ein engmaschiges dreidimensionales Netz vieler einzelner Knochenplatten und -balken, den sog. Trabekeln, findet sich vor allem in den langen Röhrenknochen, den Wirbelkörpern und im Inneren der großen platten Knochen. Obwohl sie nur 20% der Knochenmasse ausmacht, stellt sie aufgrund ihres Aufbaus 80% der Knochenoberfläche.

Sie ist weniger dicht und elastischer als kortikaler Knochen, hat aber vor allem eine viel höhere Umsatzrate. Damit kommt ihr neben ihrer mechanischen Stützfunktion hauptsächlich eine metabolische zu, da sie für die initiale Bereitstellung von Kalzium in Mangelsituationen zuständig ist [16, 30].

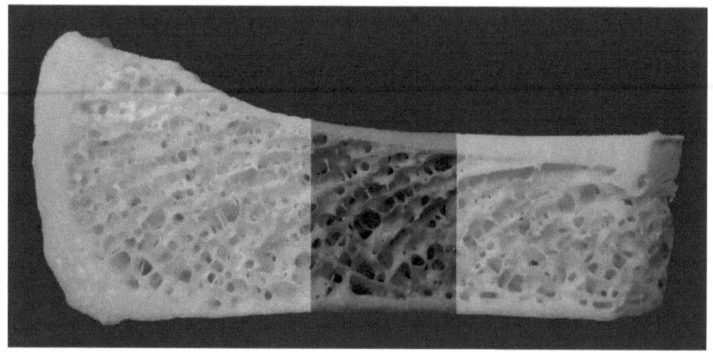

Abbildung 1: Mazeriertes Knochenpräparat (Crista iliaca) [rot eingefärbt = Kortikalis, blau eingefärbt = Spongiosa]

Die Kollagenfibrillen sind im Knochen auf spezielle Weise angeordnet und bilden 2-4 µm dicke Knochenlamellen, denen der adulte Knochen seinen Namen verdankt: lamellärer Knochen.
Während diese Knochenlamellen in der Spongiosa parallel zueinander verlaufen, bilden sie in der Kortikalis konzentrische Ringe um nicht verknöcherte Kanäle, die sog. Havers-Kanäle (nach dem britischen Arzt Clopton Havers 1657–1702), in denen Blutgefäße und Nerven verlaufen. Eine solche Einheit wird als Osteon bezeichnet. Die Havers-Kanäle sind wiederum über quer verlaufende kleinste Kanäle miteinander verbunden, die sog. Volkmann-Kanäle (nach dem deutschen Physiologen Alfred Wilhelm Volkmann 1801–1877).
Neben adultem oder lamellärem Knochen gibt es noch sog. Geflechtknochen. Dieser findet sich ausschließlich während der Knochentwicklung und bei der Frakturheilung und besteht aus einem unorganisierten und ungerichteten Flechtwerk aus Kollagenfasern [16, 18].
Alle Knochen werden außen von der Knochenhaut, dem sog. Periost, bedeckt, das aus osteo- und chondrogenen Vorläuferzellen und kollagenem Bindegewebe besteht. Es ist über Kollagenfibrillen, den sog. Sharpey-Fasern (nach dem britischen Anatom William Sharpey 1802–1880), fest mit dem Knochen verbunden.
Der Markraum ist von innen mit Endost ausgekleidet, das hauptsächlich aus endostalen Saumzellen und einer dünnen Schicht extrazellulärer Matrix besteht [18].

2.3. Zellen des Knochens

Im Knochen werden drei Hauptzellarten unterschieden: Die für die Knochenbildung zuständigen Osteoblasten, die für die Knochenresorption verantwortlichen Osteoklasten und die Osteozyten, deren Funktion noch nicht vollständig verstanden ist.

Die Vorläufer der Osteoblasten sind mesenchymale Stammzellen, die die Fähigkeit besitzen, sich in Adiopzyten, Chondrozyten, Myoblasten, Fibroblasten oder eben Osteoblasten zu entwickeln [6].

Wenn diese relativ undifferenzierten fibroblastischen Zellen in Kontakt mit der Knochenoberfläche kommen, differenzieren sie sich zu hoch spezialisierten Zellen, den Osteoblasten, die perfekt an die Voraussetzungen für die Bildung extrazellulärer Matrix angepasst sind. Ihre Hauptfunktion ist die Sekretion der initial unmineralisierten extrazellulären Knochenmatrix, die als Osteoid bezeichnet wird. Gleichzeitig sind sie aber auch für die sich anschließende Mineralisation des Osteoids zuständig, ein Vorgang, der noch wenig verstanden ist. [23, 55].

Während der Osteoidsynthese werden ca. 15% der Osteoblasten im Osteoid „eingemauert" und differenzieren zu Osteozyten. Dabei formen sie über Zellausläufer ein Netzwerk aus zahlreichen winzigen Kanalikuli, die die komplette Knochenmatrix durchziehen.

Die funktionale Aktivität und Morphologie der Osteozyten variiert mit dem Alter der Zelle. Haben junge Osteozyten noch die meisten der strukturellen Merkmale der Osteoblasten und lediglich ein verringertes Zellvolumen sowie eine verringerte Protein-Synthese-Leistung, stellen sich ältere Osteozyten mit einem deutlich verringerten Zellvolumen und einer Anreicherung von Glykogen im Zytoplasma dar. Am Ende ihrer Lebensspanne werden sie im Rahmen der osteoklastären Knochenresorption phagozytiert.

Trotz des Wissens um das komplexe osteozytäre Netzwerk ist die Funktion der Osteozyten nicht abschließend geklärt. Viele Studien deuten darauf hin, dass sie auf Belastung des Knochens reagieren und durch die Rekrutierung von Osteoklasten und

Osteoblasten den als „Remodeling" bezeichneten Knochenum- oder -anbau regulieren. Jedoch gibt es bis heute keine Beweise dafür [22, 30].

Des Weiteren wird kontrovers diskutiert, ob sie eine Rolle für die Knochenmineral-Homöostase spielen [83].

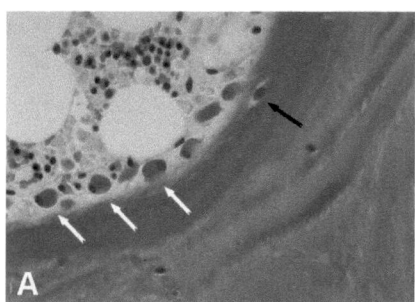 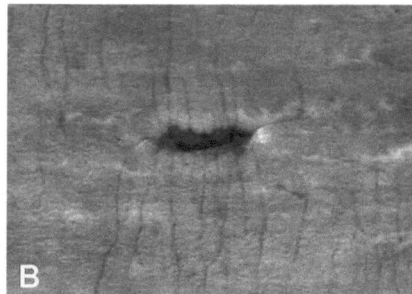

Abbildung 2: Osteoblasten (weiße Pfeile) bei der Synthese neuer Knochenmatrix (Osteoidsaum, rot) an mineralisierten Knochen (blau). Dabei werden einzelne Osteoblasten „eingemauert" und zu Osteozyten (schwarzer Pfeil) umgewandelt (**A**: Goldnerfärbung, 40-fache Vergrößerung). Einzelner Osteozyt mit Kanalikuli in mineralisiertem Knochen (**B**: Toluidinblaufärbung, 40-fache Vergrößerung).

Ein Teil der übrigen Osteoblasten bleibt nach der Osteoidsynthese an der endostalen Knochenoberfläche haften und entwickelt sich zu flachen, sog. „lining cells" [45].

Es gibt experimentelle Hinweise darauf, dass die „lining cells" eine funktionale „Membran" bilden und eine wichtige Rolle in der Mineral-Homöostase des Knochens spielen. Außerdem wird vermutet, dass sie als eine Art „Unterstützungs-Zelle" für die Osteozyten fungieren, da sie mit diesen – und auch untereinander – über „gap junctions" in Verbindung stehen [63].

Eine definitive Rolle spielen sie für das „Remodeling", da sie die Knochenoberfläche durch die Sekretion einer Kollagenase für die osteoklastäre Knochenresorption präparieren [74].

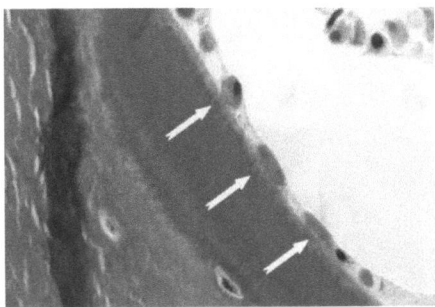

Abbildung 3: Neu synthetisierter Osteoidsaum im Stadium der beginnenden Mineralisation, dem sich flache, sog. „lining cells" (Pfeile) anlagern (Goldnerfärbung, 40-fache Vergrößerung).

Neben ihrer knochenaufbauenden Funktion sind Osteoblasten auch an der Regulation der Knochenresorption beteiligt. Über verschiedenste Faktoren (z.B. M-CSF, RANKL, OPG) hat der Osteoblast Einfluss auf die Differenzierung und Aktivität der Osteoklasten [44].

Diese für die Knochenresorption verantwortlichen Zellen stammen anders als die Osteoblasten nicht von mesenchymalen, sondern von hämatopoetischen Stammzellen ab und sind genau wie die Monozyten/Makrophagen, mit denen sie verwandt sind, mehrkernig und erreichen einen Durchmesser von bis zu 100 µm.

Man findet sie normalerweise an der Oberfläche von mineralisiertem Knochen und in sog. Howship Lakunen, die von den Osteoklasten selbst durch die Resorption von mineralisiertem Knochen gebildet werden.

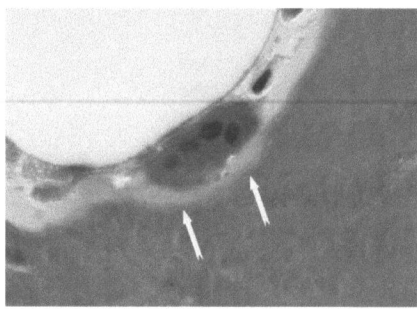

Abbildung 4: Mehrkerniger Osteoklast (rot) an der Oberfläche mineralisierter Knochenmatrix (blau) während des Vorgangs der Knochenresorption. Deutlich erkennbar die durch Resorption entstandene Howship Lakune (Pfeile) (Goldnerfärbung, 40-fache Vergrößerung)

Über Integrine in ihrer Membran sind sie fest mit der Knochenoberfläche verbunden (sog. „sealing zone") und bilden so ein abgeschlossenes Kompartment, in dem sich ihre Zellmembran in große Falten wirft (sog. „ruffled border"). An dieser Grenzfläche zum Knochen findet sich im Osteoklasten eine große Anzahl an Golgi-Komplexen, Mitochondrien und mit lysosomalen Enzymen gefüllten Vesikeln. Die lysosomalen Enzyme, wie z.B. saure Phosphatase und Cathepsin K, werden aktiv vom Osteoklasten synthetisiert und über die „ruffled border" in das knochen-resorbierende Kompartment geschleust [30].

In dem sauren und proteasereichen Milieu wird Hydroxylapatit durch Salzsäure gelöst (saure Phosphatase) und die organische Matrix durch Spaltung des Kollagens abgebaut (Cathepsin K). Die Abbauprodukte werden durch Phagozytose aufgenommen und per Exozytose auf der gegenüberliegenden Seite wieder abgegeben [85].

Die Regulation der Osteoklasten geschieht sowohl durch lokale Zytokine als auch durch systemisch wirkende Hormone (z.B. RANKL, Interleukin-1, Calcitonin, Androgene, PTH).

2.4. Modeling und Remodeling

Knochen ist ein vitales Organ, das sich ständig im Umbau befindet. Osteoklasten resorbieren alten Knochen, während von Osteoblasten neue Knochenmatrix synthetisiert wird, sodass sich der Knochen an wechselnde Beanspruchung und Belastung adaptieren kann. In den ersten beiden Lebensdekaden, bei noch offenen Wachstumsfugen, und bei der Frakturheilung übertrifft die Rate der Neubildung die der Resorption, wodurch eine Zunahme an Knochenmasse und Körpergröße erreicht wird. Dieser Vorgang wird als „Modeling" bezeichnet [15, 28].

Der Vorgang des „Remodelings", 1990 erstmalig von H.M. Frost beschrieben [25], umfasst genau wie der des „Modelings" Knochenresorption und -neubildung. Da „Remodeling" aber nicht der Knochenmassenzunahme, sondern vor allem der Adaptation an veränderte Belastungen und der Reparatur von z.B. Mikrofrakturen dient, synthetisieren die Osteoblasten physiologischerweise nur so viel neue Knochenmatrix, wie zuvor von Osteoklasten resorbiert wurde.
Dieser Vorgang findet in drei aufeinander folgenden Phasen statt, in denen Osteoklasten und Osteoblasten in sog. „basic multicellular units" (BMU) zusamenarbeiten: „resorption", „reversal" und „formation".
Die Resorption („resorption") beginnt mit dem Einwandern von einkernigen Präosteoklasten, die an der von „lining cells" präparierten Knochenoberfläche zu mehrkernigen Osteoklasten fusionieren. Nach der osteoklastären Resorption (vgl. Abb. 4) erscheinen einkernige Zellen an der Knochenoberfläche, die den Knochen so präparieren („reversal"), dass Osteoblasten mit der Synthese von neuer Knochenmatrix beginnen können („formation") (vgl. Abb. 2A).
Die Osteoblasten synthetisieren im gesunden Knochen dabei so lange neue Knochenmatrix, bis der resorbierte Knochen komplett ersetzt wurde, sodass es zu keinem Knochenmasseverlust kommt. Am Ende wird die Oberfläche von flachen „lining cells" bedeckt.
Die verschiedenen Phasen dieses Zyklus dauern unterschiedlich lang. Während die Resorption ca. 2 Wochen dauert und die „reversal-Phase" 4-5 Wochen in Anspruch

nehmen kann, können bis zu 4 Monate vergehen, bis genügend Osteoid synthetisiert wurde [30].
Die sich anschließende Mineralisation läuft in 2 Phasen ab: Während der primären Mineralisation, die unter der Kontrolle der Osteoblasten steht, werden innerhalb weniger Tage 70-75% des Kalziumphosphates, das die Knochenmatrix maximal aufnehmen kann, ins Osteoid eingelagert. Die sekundäre Mineralisation, die nun nicht mehr unter der Kontrolle der Osteoblasten steht, dauert mehrere Monate und erhöht die Knochendichte auf bis zu 90% des maximalen Gehalts [68].

Das „Remodeling" läuft in kortikalem Knochen anders ab als in trabekulärem. In der Kortikalis graben die Osteoklasten einen Tunnel von ca. 150-200 µm Breite mit einer Geschwindigkeit von ca. 20-40 µm pro Tag, der im Anschluss von zahlreichen Osteoblasten wieder aufgefüllt wird. Auf diese Weise werden jedes Jahr zwischen 2% und 5% des kortikalen Knochens erneuert.
An der Spongiosa findet aufgrund des deutlich größeren Verhältnisses von Knochenvolumen zu Knochenoberfläche viel mehr „Remodeling" statt. Osteoklasten wandern mit annähernd 25 µm pro Tag über die trabekuläre Oberfläche und hinterlassen eine Furche von 40-60 µm Tiefe, gefolgt von Osteoblasten, die neuen Knochen synthetisieren. So werden pro Jahr bis zu 30% der Spongiosa umgesetzt [30, 74].

Die Hypothese, dass Knochenresorption und Knochenneubildung miteinander gekoppelt sein müssen, wurde erstmals 1964 von H.M. Frost aufgestellt [24]. Neuere Erkenntnisse haben gezeigt, dass Zellen aus der Reihe der Osteoblasten ein Peptid namens „Receptor Activator of NF-κB Ligand" (RANKL) synthetisieren, das, nachdem es an seinen Rezeptor „Receptor Activator of NF-κB" (RANK) auf der Oberfläche von Osteoklastenvorläuferzellen gebunden hat, zu deren Aktivierung, Differenzierung und Fusion zu mehrkernigen Osteoklasten führt.
Der Gegenspieler von RANKL ist Osteoprotegrin (OPG), das als löslicher Rezeptor für RANKL antagonistisch wirkt [44].

2.5. Regulation des Knochenstoffwechsels

Der Prozess der Knochenbildung und -resorption muss ausgewogen sein, um den Mineralstoffwechsel zu kontrollieren und die strukturelle Integrität des Skeletts aufrechtzuerhalten. Um das zu gewährleisten werden die letztendlich dafür verantwortlichen Zellen, die Osteoblasten und Osteoklasten, von einer Vielzahl an systemisch und lokal wirkenden Botenstoffen gesteuert.

2.5.1. Parathormon

Das Parathormon (PTH) ist ein systemisch wirkendes Peptidhormon, das physiologischerweise von den Nebenschilddrüsen sowohl gebildet als auch ausgeschüttet wird und einerseits als einer der Hauptmediatoren des „Remodelings", andererseits als ein essentieller Regulator der Kalziumhomöostase fungiert [81].
Schon ein sehr geringer Abfall der Konzentration von Kalzium oder aber ein Anstieg von Phosphat im Serum kann zur Sekretion von PTH durch die Nebenschilddrüsen führen, was zu einer raschen Gegenregulation führt. Dies wird durch direkte Wirkung auf Knochen und Nieren, und indirekte Wirkung auf den Darm erreicht [27].
Im Knochen steigert die dauerhafte Stimulation durch PTH die Knochenresorption, indem die Aktivität und Anzahl der Osteoklasten hoch reguliert wird, was zu einer vermehrten Freisetzung von Kalzium und Phosphat ins Blut führt [57, 81]. Hesch et al. haben 1989 gezeigt, dass durch pulsatile Stimulation mit PTH hingegen eine Steigerung der Knochenbildung erreicht wird [34]. Auf diese Weise kann PTH sowohl auf die Knochenresorption als auch auf die Knochenbildung wirken und so optimal als Regulator des „Remodelings" fungieren.
Durch die Nieren wird unter PTH-Wirkung vermehrt Kalzium rückresorbiert, was ebenfalls zu einem Anstieg der Kalziumkonzentration im Blut führt. Zeitgleich wird durch die Steigerung der Phosphatausscheidung dem Risiko von ubiquitären Verkalkungen durch den Ausfall von Kalziumphosphatkristallen vorgebeugt [27].

PTH führt in den Nieren außerdem zu einer Steigerung der Synthese von Calcitriol, das unter anderem die Absorption von Kalzium und Phosphat im Darm steigert [81].

2.5.2. Vitamin D

Vitamin D oder Cholecalciferol wurde nach seiner Entdeckung den Vitaminen zugeordnet, intensive Forschung in den 1970er Jahren machte hingegen deutlich, dass Vitamin D kein Vitamin im ursprünglichen Sinn, sondern ein Hormon ist, da es sowohl mit der Nahrung aufgenommen als auch vom Körper selbst produziert werden kann [2, 37]. Da es sich vom 7-Dehydrocholesterol ableitet, gehört es in die Gruppe der Steroidhormone [20, 38, 65].

2.5.2.1. Metabolismus

Nahrungsquellen enthalten Vitamin D entweder in der Form von Vitamin D_3 (Cholecalciferol; tierischer Ursprung) oder Vitamin D_2 (Ergocalciferol; pflanzlicher Ursprung).
Die ergiebigsten Quellen für Vitamin D sind fettiger Fisch, Eigelb und Produkte wie Margarine, Milch und Getreide oder aber Nahrungsergänzungsstoffe.
Andere tierische Produkte wie Muskel, Leber, Fett und Niere tragen ebenfalls zur Aufnahme bei, da sie den Vitamin D-Metaboliten 25-Hydroxyvitamin D [$25(OH)D_3$] enthalten [71].
Heaney beziffert die typische Aufnahme von Vitamin D durch die Nahrung mit 150-200 I.E./Tag, bei Personen, die Nahrungsergänzungsstoffe zu sich nehmen, um die 600 I.E./Tag. Da diese Werte für die USA erhoben wurden, wo es erlaubt ist, Lebensmittel mit Vitamin D zu versetzen, muss davon ausgegangen werden, dass die Aufnahme in Deutschland entsprechend geringer ist. Jedoch muss sowohl in den USA als auch in

Deutschland der Hauptteil an Cholecalciferol durch endogene Synthese bereitgestellt werden, da der tägliche Verbrauch bei ca. 3600-4200 I.E./Tag liegt [32]. Es wurde geschätzt, dass der Mensch 80-90% seines Bedarfs an Vitamin D über die von der Sonneneinstrahlung abhängige endogene Synthese in der Haut deckt [38, 71]. Das scheint aber, wie Ergebnisse von Webb und Kollegen zeigen, abhängig von Breitengrad und Jahreszeit nicht überall auf der Welt gleichermaßen möglich zu sein. Sie konnten zeigen, dass an einem wolkenlosen Tag während der Wintermonate in Edmonton (Geographische Breite 52°) keine Vitamin D-Synthese in der Haut stattfindet, was jedoch weiter südlich, auf Höhe des 34. Breitengrades, problemlos möglich war [88].

In der Epidermis und Dermis gelagertes 7-Dehydrocholesterol (Provitamin D_3) absorbiert UVB-Strahlung der Wellenlängen 290-315 nm. Ab einer Intensität von 180 J/m^2 führt die Absorption dieser Energie zur Umwandlung in Prävitamin D_3, das sich wärmeabhängig schnell in sein Isomer Vitamin D_3 (Cholecalciferol) umwandelt [65, 32, 42]. Dieser Prozess ist nicht hormonell, sondern nur über die Menge an UVB-Strahlung, die die Haut erreicht, gesteuert. Da überschüssiges Prävitamin D_3 und Cholecalciferol von der UVB-Strahlung zerstört werden, ist eine Vitamin D-Intoxikation durch eine zu hohe Sonnenexposition jedoch unmöglich [40, 42].
Provitamin D_3 ist Bestandteil der Lipiddoppelschicht der Plasmamembran und wird nach der Umwandlung in Cholecalciferol in den Extrazellularraum abgegeben [38].
Bevor es optimal als Steroidhormon wirken kann, muss es noch in seinen aktivsten Metaboliten 1,25-Dihydroxycholecalciferol [1,25$(OH)_2D_3$] (Calcitriol) umgewandelt werden. Dies geschieht in zwei Schritten in der Leber und den Nieren. In der Leber findet die 25-Hydroxylierung zu [25(OH)D_3] statt, das den Hauptteil des im Blut zirkulierenden Vitamin D und auch seine Speicherform ausmacht, und in der Niere die 1-α-Hydroxylierung zum [1,25$(OH)_2D_3$], wobei der letzte Schritt unter der Kontrolle von PTH steht [32, 38].

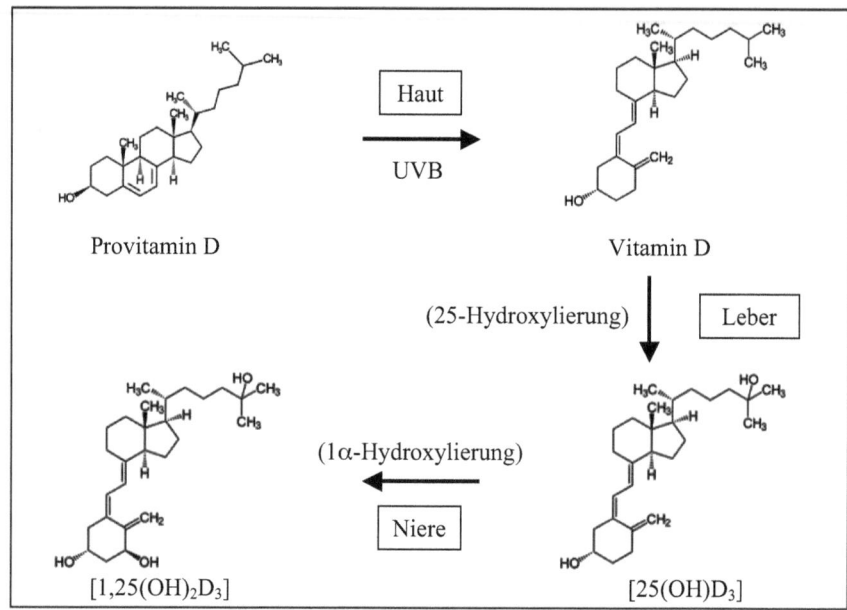

Abbildung 5: Schematische Darstellung der endogenen 1,25-Dihydroxycholecalciferol-Synthese

Andere Gewebe wie Prostata, Kolon, Haut, Monozyten, Lunge, Mamma, Pankreas, Nebenschilddrüse und Osteoblasten sind, außer der Niere, ebenfalls in der Lage, die 25-Hydroxyvitamin D-1α-Hydroxylase (1-α-Hydroxylase) zu exprimieren und lokal [1,25(OH)$_2$D$_3$] zu synthetisieren [20, 38, 41].

Obwohl die physiologische Funktion von außerhalb der Niere produziertem [1,25(OH)$_2$D$_3$] nicht gut verstanden ist, gibt es vermehrt Hinweise, dass es hauptsächlich als autokriner bzw. parakriner Faktor wirkt und für Differenzierung, Überleben und Funktion der Zellen von entscheidender Bedeutung ist [20, 38].

2.5.2.2. Wirkungen von Calcitriol

Bis Ende der 1970er Jahre wurde angenommen, dass Calcitriol nur Auswirkungen auf den Kalzium- und Phosphathaushalt hat [38]. Die damals bekannten Vitamin D empfindlichen Gewebe waren der Dünndarm, das Skelett, die Nebenschilddrüsen und die Nieren.

Die Hauptaufgabe von Calcitriol ist die Bereitstellung von Kalzium und Phosphat, was vornehmlich durch eine gesteigerte Absorption der beiden Minerale aus dem Dünndarm erreicht wird. Ohne Calcitriol werden nur 10-15% des mit der Nahrung aufgenommenen Kalziums und 60% des Phosphats absorbiert. Calcitriol steigert die Kalziumabsorption auf 30-40% und die des Phosphats auf bis zu 80% [39, 40].

Es wirkt allerdings via RANKL auch auf die Differenzierung und Aktivität von Osteoklasten und steigert in Gegenwart von PTH die Kalzium- und Phosphatreabsorption in den Nieren.

Durch die Bereitstellung dieser beiden Ionen wirkt es sich indirekt auf die Knochenmineralisierung aus und ist sowohl für die Entwicklung als auch für die Aufrechterhaltung eines mineralisierten, gesunden Skeletts von essentieller Bedeutung.

Über negative Feedback-Hemmung reguliert Calcitriol sowohl die PTH-Synthese in den Nebenschilddrüsen, und hemmt damit indirekt die Knochenresorption, als auch seine eigene Homöostase durch Hemmung der 1-α-Hydroxylase (Calcitriol-Synthese) und Stimulation der 24-Hydroxylase ([$25(OH)D_3$]- und [$1,25(OH)_2D_3$]-Inaktivierung) in den Nieren [20, 29, 38, 40, 80].

Seit Ende der 1980er Jahre ist jedoch bekannt, dass Calcitriol neben den „klassischen" Zielorganen auch auf eine Vielzahl anderer Gewebe und Zellen wirkt, und der Vitamin D-Rezeptor (VDR) konnte seitdem in Zellen der Leber, des Pankreas, des Gehirns, der Lunge, der Brust, der Haut, der Muskeln, des Immunsystems und des Fettgewebes nachgewiesen werden [20, 71].

Direkt oder indirekt kontrolliert Calcitriol mehr als 200 Gene. Diese sind unter anderem für die Regulation von Zellproliferation, -differenzierung, Apoptose und Angiogenese verantwortlich. Dadurch ist es sowohl für die Entwicklung und Funktion normaler Gewebe als auch für die Wachstumshemmung in Fällen von Malignomen oder nicht malignen hyperproliferativen Funktionsstörungen von entscheidender Bedeutung.

Calcitriol ist außerdem ein potenter Immunmodulator. Durch die Förderung der Differenzierung von Monozyten/Makrophagen, Antigen-präsentierenden Zellen, dendritischen Zellen und Lymphozyten hat es eine Kontrollfunktion bei Infektionen, Autoimmunerkrankungen und der Toleranz von Transplantaten.

Weitere bis heute bekannte Funktionen sind die Hemmung der Reninsynthese in den Nieren, eine Steigerung der Insulinproduktion und Wirkungen auf die Myokardkontraktilität und das Nervensystem. Damit hat Calcitriol möglicherweise nicht nur Einfluss auf den Knochenstoffwechsel, sondern auch auf andere sehr bedeutende und häufig vorkommende Erkrankungen wie Hypertonus, Diabetes mellitus, Herzinsuffizienz, neuronale Erkrankungen wie Multiple Sklerose (MS) und verschiedene Malignome [20, 40, 41].

2.5.2.3. Vitamin D-Mangel

Zur Bestimmung des Vitamin D-Status wird die Konzentration von [$25(OH)D_3$] gemessen, da es die Hauptform des im Blut zirkulierenden Vitamin D und seine Speicherform darstellt, eine Halbwertszeit von 2-3 Wochen besitzt und mit sekundärem Hyperparathyreoidismus, Rachitis und Osteomalazie korreliert. Der aktivste Metabolit [$1,25(OH)_2D_3$] ist schwieriger zu beurteilen, da seine Konzentration einer tageszeitlichen Varianz unterliegt und aufgrund von Gegenregulationsmechanismen auch in Vitamin D-Mangelsituationen normal oder sogar erhöht sein kann [31, 39, 40].

Obwohl es keinen international einheitlichen Konsens über optimale Serumkonzentrationen von [$25(OH)D_3$] gibt, wird ein Vitamin D-Mangel von den meisten Experten als Serumkonzentration < 50 nmol/l (20 µg/l) definiert [40].

Lips schlägt in seiner 2004 erschienen Arbeit [52] verschiedene Stadien für Vitamin D-Mangel vor, die sich mit der Meinung vieler auf diesem Gebiet Tätigen deckt. Demnach würden [25(OH)D$_3$]-Konzentrationen > 50 nmol/l (20 µg/l) als ausreichend anzusehen sein, wohingegen Werte von 25-50 nmol/l (10-20 µg/l) einen leichten, von 12,5-25 nmol/l (5-10 µg/l) einen moderaten und Werte < 12,5 nmol/l (5 µg/l) einen schweren Vitamin D-Mangel anzeigen.

Holick et al. beschrieben 2008 [41], dass eine Serumkonzentration von ≥ 75 nmol/l (30 µg/l) nötig sei um den maximalen Nutzen von Vitamin D für die Gesundheit zu erzielen. Denselben Wert schätzten Bischoff-Ferrari et al. bereits in einer 2006 erschienenen Studie [7, 72].

Ein Mangel an [25(OH)D$_3$] führt oft zu einer verminderten Kalzium- und Phosphatabsorption aus dem Darm. Um der sich daraus entwickelnden Hypokalziämie entgegen zu steuern wird von den Nebenschilddrüsen vermehrt PTH ausgeschüttet, es kommt zu einem sekundären Hyperparathyreoidismus. Unter der Wirkung von PTH kommt es zu einer Normalisierung der Kalzium- und [1,25(OH)$_2$D$_3$]-Konzentrationen, allerdings auf Kosten eines erhöhten Vitamin D-Umsatzes, einer verstärkten Knochenresorption durch Osteoklasten und einer Phosphaturie. Der erhöhte Knochenumsatz führt auf Dauer zu einem Knochenmasseverlust, wodurch Osteopenie und Osteoporose verschlimmert oder sogar verursacht werden können.

Die vermehrte Bildung von [1,25(OH)$_2$D$_3$] verstärkt den Mangel an [25(OH)D$_3$], sodass im Verlauf trotz erhöhten PTH-Werten die [1,25(OH)$_2$D$_3$]-Konzentration abfällt.

Die dadurch weiter verminderte Kalzium- und Phosphatabsorption sowie der Verlust von Phosphat über die Nieren führen zu einem Mangel an Kalziumphosphat und damit zu einer verminderten Mineralisation des Knochens. Bestehen diese Umstände über längere Zeit, kommt es bei Kindern in der Entwicklung zur Anhäufung von nichtmineralisiertem hypertrophem Knorpel in den Epiphysenfugen, dem charakteristischen Merkmal der Rachitis, und bei Erwachsenen zur Osteomalazie [39, 40].

Die Osteomalazie ist charakterisiert durch einen Anstieg der mit Osteoid bedeckten Knochenoberfläche (OS/BS), der Osteoiddicke (O.Th) und des Osteoidvolumens (OV/BV) [51]. Im Gegensatz zur Osteoporose, bei der die Trabekeldicke deutlich reduziert ist, zeigen sich die Trabekel bei der Osteomalazie nur geringfügig verschmälert, weisen allerdings im Vergleich zu gesundem Knochen eine verringerte Knochendichte auf (vgl. Abb. 6).

Bis heute existieren keine exakten Definitionen bezüglich pathologischer Grenzen für die Parameter OS/BS, O.Th. und OV/BV. Der aktuellste Versuch, diese festzulegen, wurde von Priemel unternommen [72].

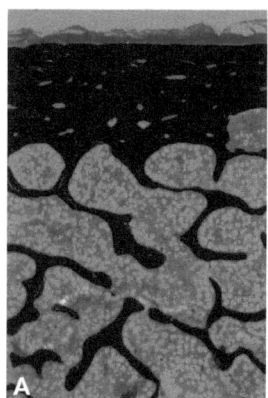 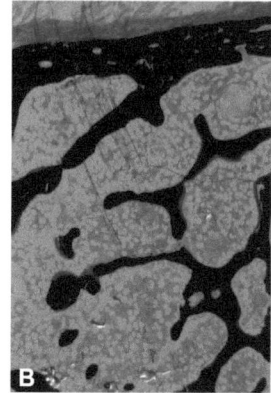 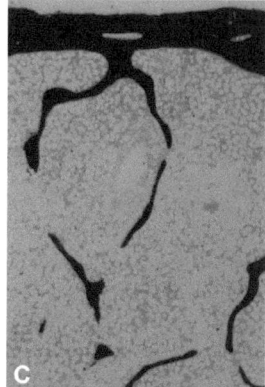

Abbildung 6: Histologische Knochenpräparate, gefärbt nach der von Kossa/van Gieson Färbung (20-fache Vergrößerung). **A:** gesunder Knochen. **B:** Osteomalazie. **C:** Osteoporose.

2.5.3. Weitere Modulatoren des Knochenstoffwechsels

Neben Parathormon und Vitamin D existieren noch eine Vielzahl anderer Hormone, Zytokine oder andere Botenstoffe, die für die Regulation des Knochenstoffwechsels eine Rolle spielen. Einige seien im Folgenden genannt:

Calcitonin

Calcitonin, ein Peptidhormon, wird in den C-Zellen der Schilddrüse gebildet und kann als Gegenspieler des Parathormons gesehen werden, spielt aber eine wesentlich untergeordnetere Rolle.
Es wird bei hohen Kalziumspiegeln im Blut ausgeschüttet und bewirkt eine Hemmung der Knochenresorption durch direkte Wirkung auf Osteoklasten und eine Steigerung der Kalziumausscheidung durch die Nieren [70, 93].

Glukokortikoide

Glukokortikoide, inklusive ihrem für den Menschen wichtigsten Vertreter, dem Kortisol, werden aus Cholesterin in den Nebennierenrinden gebildet und gehören daher in die Klasse der Steroidhormone. Ihre Freisetzung unterliegt der sog. Hypothalamus-Hypophysen-Nebennierenrinden-Achse. Sie haben hauptsächlich metabolische (Anhebung des Blutzuckerspiegels), kardivaskuläre (Steigerung des Blutdrucks), immunsuppressive und komplexe zentralnervöse Effekte, wirken aber auch direkt und indirekt auf den Knochen [4].
Unter ihrer Wirkung kommt es zu einer Steigerung der Knochenresorption, einer Hemmung des Knochenanbaus und einer Senkung des Serumkalziumspiegels durch vermehrte renale Ausscheidung und verminderte enterale Absorption [49, 60].

Sexualhormone

Die Synthese der Sexualhormone (Östrogene und Androgene), die ebenfalls zu den Steroidhormonen zählen, findet an 3 Orten statt: den Gonaden, den Nebennierenrinden und dem Fettgewebe [66]. Die wichtigsten Vertreter der Östrogene sind Östron und Östradiol, der wichtigste Vertreter der Androgene ist das Testosteron.

Ihre Rezeptoren finden sich auf allen Knochenzellen, allerdings entfalten sie ihre Wirkung hauptsächlich, indem sie die Produktion von auto- und parakrin wirkenden Zytokinen und Wachstumsfaktoren in Knochenmarks- und Knochenzellen anregen [8].

Beide wirken knochenprotektiv, wobei die Östrogene als potenter angesehen werden können [82], und spielen – bei beiden Geschlechtern – eine wichtige Rolle u. a. für das Knochenwachstum, den Schluss der Wachstumsfugen, die Mineralisation und das Erreichen der „peak bone mass" (Der höchste erreichte Wert an Knochenmasse nach Beendigung des normalen Wachstums [5]) [8, 15, 48, 66, 75, 82].

Somatotropin

Somatotropin oder „growth hormone" (GH) ist ein Peptidhormon, das im Hypophysenvorderlappen synthetisiert wird und dessen Sekretion durch das „GH-releasing hormone" (GHRH) stimuliert und durch Somatostatin inhibiert wird.
Es kann über den GH-Rezeptor direkt auf Chondrozyten, Osteoblasten und Osteoklasten wirken, vermittelt aber die meisten seiner Effekte auf den Knochenmetabolismus über die Induktion der Synthese von IGF-1 (Insulin-like growth factor 1) (GH-IGF-1-Achse) [28, 46].
Neben vielen anderen Aufgaben hat es eine Schlüsselrolle im Knochenlängenwachstum, der Skelettreifung und dem Erreichen der "peak bone mass", wohingegen es im Erwachsenenalter wichtig für die Aufrechterhaltung der Knochenmasse ist [5, 28, 75].

2.6. Bestimmung von Knochenstatus und Knochenqualität

Für die Diagnosestellung, Bestimmung des Schweregrades und Verlaufsbeobachtung von Rachitis, Osteomalazie und anderen Knochenkrankheiten ist es notwendig Aussagen über den Status und die Qualität von Knochen treffen zu können. Dafür gibt es verschiedene Möglichkeiten und Meßmethoden, wobei es bis heute keine ideale Lösung gibt, da jede Methode ihre Vor- und Nachteile hat.

Eine Möglichkeit besteht darin biologische Marker des Knochenstoffwechsels im Blut oder im Urin zu bestimmen.

Einige sind spezifisch für Knochenaufbau, wie die knochenspezifische alkalische Phosphatase, Osteokalzin und Prokollagen Typ 1 Propeptide (PINPs, Prokollagen Typ 1 N Propeptide, und PICPs, Prokollagen Typ 1 C Propeptide).

Andere sind Zeichen der Knochenresorption, wie verschiedene Kollagenabbauprodukte (z.B. Hydroxyprolin, Kollagen „cross-links" (Pyridinolin und Desoxypyridinolin), aminoterminale Telopeptide aus Kollagen Typ I (NTx und CTx)) oder Osteoklastenenzyme (Tartratresistente saure Phosphatase (TRAP) oder Kathepsin K) [10, 79].

Eine weitere Möglichkeit, Knochen zu beurteilen, ist neben dem konventionellen Röntgenbild die Knochendichtemessung (Osteodensitometrie). Sie wird hauptsächlich in der Osteoporose-Diagnostik und zur Bestimmung des Frakurrisikos verwendet. Es existieren verschieden Verfahren wie die „Dual Energy X-Ray Absorptiometry" (DXA) oder die periphere quantitative Computertomographie (pQCT) [21, 33, 78].

Die genaueste Möglichkeit, Aussagen über Knochen und vor allem den Mineralisierungsgrad zu treffen, ist eine entnommene Biopsie histologisch zu untersuchen. Diesbezüglich stellt die Histomorphometrie aktuell den Gold-Standard dar [78].

Für eine histomorphometrische Analyse werden histologisch aufgearbeitete und gefärbte, jedoch unentkalkte Knochenschnitte – in der Regel aus Beckenkammbiopsien gefertigt – unter dem Mikroskop untersucht und primär lediglich zwei-dimensionale Parameter wie Fläche, Länge, Entfernung bzw. Abstand und Anzahl gemessen. Knochen aber ist eine drei-dimensionale Struktur und kann auch nur als solche vollständig verstanden werden. Die nötigen drei-dimensionalen Angaben (Oberfläche, Volumen, Dicke) lassen sich mit Hilfe der Stereologie aus den zwei-dimensionalen Werten errechnen. Entsprechend den Vorgaben der American Society of Bone and Mineral Research (ASBMR) können so diverse Parameter bestimmt werden. Einige für diese Arbeit relevante sind im Folgenden genannt:

Das *Osteoidvolumen (OV/BV [%])* wird definiert als das Verhältnis von Osteoidvolumen (OV) zum Knochenvolumen (BV) in Prozent, wobei zum Knochenvolumen sowohl mineralisierter als auch unmineralisierter Knochen zählen. Die *Osteoidoberfläche (OS/BS [%])* beschreibt das Verhältnis von Osteoidoberfläche zur gesamten Knochenoberfläche und die *Osteoiddicke (O.Th. [µm])* beschreibt die durchschnittliche Dicke des Osteoids in µm.

Mit Hilfe dieser Parameter ist es möglich Aussagen über den Mineralisierungsgrad des Knochens und die Aktivität des Knochenmetabolismus zu tätigen [69, 72, 73].

3. Material und Methoden

Wenn nicht anders vermerkt wurden die Chemikalien bzw. Materialien von den Firmen Merck, Fluka, Roth, Hermes und/oder Chemicon International bezogen.

3.1. Gewinnung der Proben

Nach Überprüfung und Annahme durch die Ethikkommission (OB-024/05) wurden bei 1874 Personen (1138 Männer und 736 Frauen) im Zeitraum von Oktober 2004 bis Dezember 2008 im Verlauf von vollständigen Obduktionen innerhalb von 48 Stunden post mortem im rechtsmedizinischen Instituts des Universitätsklinikums Hamburg-Eppendorf je eine Beckenkammbiopsie und soweit möglich zeitgleich eine Blutprobe entnommen. Die Biopsien und Blutproben wurden ab dem Zeitpunkt der Entnahme beim max. +4°C aufbewahrt.

Im weiteren Verlauf wurde aus den entnommenen Biopsien mit Hilfe einer diamantbesetzten Präzisionsbandsäge (EXAKT Apparatebau, Norderstedt) mit Exakt Diamanttrennband 0,3 mm D64 an der Entnahmestelle nach Bordier et al. 2 cm dorsal der Spina iliaca anterior superior und 2 cm caudal der Crista iliaca [9] ein ca. 1 cm x 1 cm x 0,5-1 cm großes bicorticales Knochenstück herausgesägt (vgl. Abb. 7) und dieses für mindestens 3 Wochen in Formalin (Formafix 3,5% gepuffert) fixiert. Außerdem wurde ein Reserveschnitt angefertigt und für mögliche weitere Untersuchungen ebenfalls in Formalin gelagert.

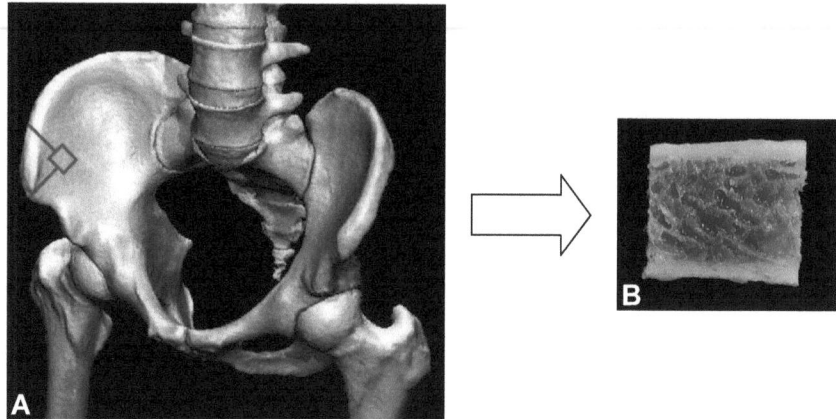

Abbildung 7: A: Darstellung der erstmals von Bordier et al. beschriebenen Entnahmestelle 2 cm dorsal der Spina iliaca anterior superior und 2 cm caudal der Crista iliaca [9]. **B:** Darstellung einer entsprechend entnommenen transiliacalen bicorticalen Knochenbiopsie.

3.2. Entwässerung und Infiltration

Die fixierten Biopsien wurden in einem Autotechnicon der Firma Bavimed in einer aufsteigenden Alkoholreihe (3x 80% (V/V) Ethanol, 4x 96% (V/V) Ethanol, 5x 100% (V/V) Ethanol für je 1 Stunde) entwässert und anschließend für mindestens 4 Tage in eine Infiltrationslösung (10% (V/V) Nonylphenol und 0,33% (W/V) Benzoylperoxid (BPO) in entstabilisiertem Methylmethacrylat) überführt. Um eine vorzeitige Polymerisation zu vermeiden, erfolgte die Infiltration bei einer Temperatur von +4°C.

3.3. Polymerisation

Nach erfolgter Infiltration wurden die Biopsien zur Polymerisation langsam in Rollrandgläser (Rotilabo®-Rollrandgläser 25 ml) getaucht, die mit ca. 15-20 ml Polymerisationslösung - bestehend aus Gießlösung (10% (V/V) Nonylphenol und 0,66% (W/V) Benzoylperoxid (BPO) in entstabilisiertem Methylmethacrylat) vermischt mit N,N-Dimethyl-p-Toludidin (DMPT) im Verhältnis 200:1 - gefüllt waren, und mit einer der beiden breiten Schnittflächen am Glasboden positioniert. Diese wurden, nachdem sie laufend nummeriert wurden, luftdicht verschlossen, bei +4°C in ein Wasserbad gestellt und mit Eis überschüttet.

3.4. Histologische Aufarbeitung

Die ausgehärteten Kunststoffzylinder wurden aus den Gläsern herausgeschlagen und an einer Schleifmaschine (Phoenix Alpha Grinder/Polisher, Firma Buehler) mit Schleifpapier (WS flex 18C) der Körnung P80 derart zugeschliffen, dass die breite Schnittfläche der Biopsie vollständig frei lag. Daraufhin wurden die Seiten des Zylinders schräg angeschliffen, sodass eine diamantförmige sechseckige Fläche entstand, in der die Biopsie zentral zu liegen kam.

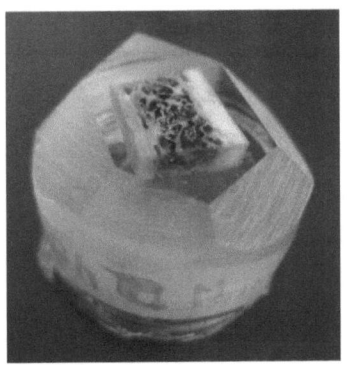

Abbildung 8: Acrylatzylinder mit eingebetteter Knochenbiopsie.

Aus den so präparierten Kunststoffzylindern wurden an einem Rotationsmicrotom (Firma Reichert-Jung) jeweils 4 4μm dünne Schnitte gefertigt, auf je 2 Objektträger überführt und dort fixiert. Dabei wurde als Schneidelösung in Wasser gelöstes Tween 20 (0,1% (V/V)) verwendet. Die Objektträger wurden im Vorfeld mit Gelatine (0,5 g Gelatine + 50 ml H2O + 2 ml Chromalaun-Lösung (4 g Kaliumchrom-3-sulfat + 100 ml Aqua dest.) + 3 kleine Thymolkristalle) beschichtet, um die Fixierung der Schnitte zu gewährleisten. Auf dem Objektträger wurden die Schnitte mit einer Strecklösung (80% (V/V) Isopropanol) beträufelt, vorsichtig mit einem Pinsel glatt gestrichen und mit einer Kunststofffolie (APOPTAG® Plastic Coverslips) abgedeckt.

Die Objektträger wurden daraufhin aufeinander gestapelt, in eine Presse überführt und über Nacht bei 65°C in einem Wärmeschrank (Firma Heraeus) getrocknet.

3.5. Färbevorgang

Nach Entfernung der Kunststofffolien wurden von den Schnitten gemäß Protokoll Färbungen mit Toluidinblau (siehe Tabelle 2) und nach von Kossa/van Gieson (siehe Tabelle 3) angefertigt.

3.5.1. Rehydratation der Proben

Tabelle 1: Rehydratationsprotokoll

Entplaster I-III	je 5 Min.
2x Ethanol 100%	je 2 Min.
Ethanol 96%	2 Min.
Ethanol 80%	2 Min.
Ethanol 70%	2 Min.
Ethanol 50%	2 Min.
Aqua dest.	spülen

3.5.2. Färbung mit Toluidinblau

Tabelle 2: Färbeprotokoll „Toluidinblau"

Toluidin-blau 1%, PH 4,5	30 Min.
Aqua dest.	kurz spülen
Ethanol 50%	spülen
Ethanol 70%	2 Min.
Ethanol 80%	2 Min.
Ethanol 96%	2 Min.
Ethanol 100%	5 Min.
Ethanol 100%	spülen
Xylol I-III	je 5 Min.
Eindeckmittel DXP	-

Die mit Toluidinblau gefärbten histologischen Schnitte stellen sich in verschiedenen Abstufungen der Farbe blau dar: Zellkerne erscheinen dunkelblau, Osteoblasten blau, Osteoklasten türkisblau, mineralisierter Knochen hellblau und Knorpel violett (vgl. Abb. 9A).

3.5.3. Färbung nach von Kossa/van Gieson

Tabelle 3: Färbeprotokoll „von Kossa/van Gieson"

Silbernitrat 3%	5 Min.
Aqua dest.	10 Min. spülen
Sodaformol	5 Min.
Leitungswasser	10 Min.
Van Gieson-Farbe (Säurefuchsin 1%ig in gesättigter Pikrinsäurelösung [1:20])	20 Min.
Leitungswasser	kurz spülen
Ethanol 80%	kurz spülen
Ethanol 96%	kurz spülen
2x Ethanol 100%	je kurz spülen
Xylol I-III	je 5 Min.
Eindeckmittel DXP	-

In den nach von Kossa/van Gieson gefärbten histologischen Schnitten stellt sich mineralisierter Knochen schwarz da, während Kollagen und Bindegewebe leuchtend rot erscheinen (vgl. Abb. 9B).

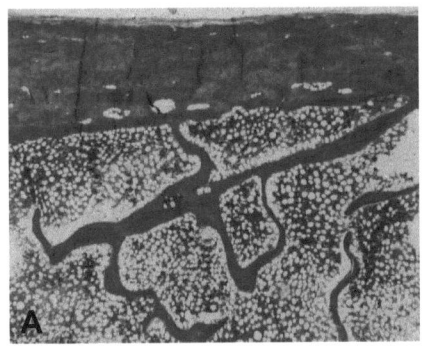 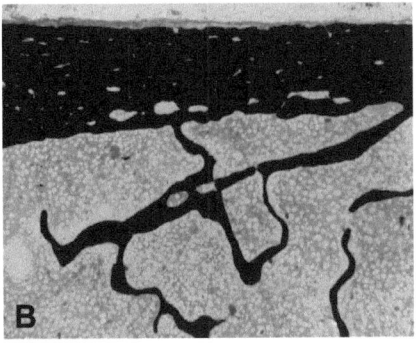

Abbildung 9: Histologisches Knochenpräparat (20-fache Vergrößerung). A: gefärbt mit Toluidinblau. B: gefärbt nach von Kossa/van Gieson.

3.6. Histomorphometrische Auswertung

Die nach von Kossa/van Gieson gefärbten Schnittpräparate wurden anschließend histomorphometrisch mit Hilfe eines Axioskop 40 Mikroskopes (Zeiss GmbH, Göttingen), des automatischen Bildanalysesystems OsteoMeasure (Osteometrics Inc., Atlanta, Georgia, USA) und des Osteoquant Histomorphometrie-Systems (BioQuant Image Analysis Inc., Nashville, USA) gemäß der Definition des ASBMR histomorphometric standardization committee [69] ausgewertet, wobei folgende Parameter erhoben wurden:

OV/BV   (Osteoid Volume per Bone Volume – Osteoidvolumen pro Knochenvolumen [%])

OS/BS   (Osteoid Surface per Bone Surface – Osteoidoberfläche pro Knochenoberfläche [%])

O.Th.   (Osteoid Thickness – Osteoiddicke [µm])

3.7. Vitamin D-Bestimmung

Die Blutproben wurden bei 4500 Umdrehungen für 12 min zentrifugiert, das Serum abpipetiert und bei -80°C tiefgefroren. Anhand der so vorbereiteten Proben wurden im Institut für klinische Chemie des Universitätsklinikums Hamburg-Eppendorf mit Hilfe eines Radioimmunoassys der Firma DiaSorin jeweils die [25(OH)D_3]-Konzentration in µg/l bestimmt.

3.8. Statistische Auswertung

Die statistische Auswertung erfolgte mit Hilfe des Programms SPSS 14.0 für Windows (SPSS Inc., Chicago, Illinois, USA). Das Signifikanzniveau für den Fehler 1. Art wurde bei 5% (α = 0,05) festgesetzt. Eine Adjustierung für das multiple Testproblem ist auf Grund des explorativen Charakters der Analysen nicht notwendig. Univariate Gruppenvergleiche wurden wegen der fehlenden Normalverteilung der Daten durch das nichtparametrische Analogon des t-Tests, den Mann-Whitney-Unabhängigkeitstest durchgeführt. Multivariate Zusammenhänge und Trends wurden durch lineare Regressionen beschrieben. Dabei wurde die Signifikanz der Parameterschätzer durch den F-Test bestimmt. Deskriptive Analysen beinhalten die Darstellung von arithmetischen Mittelwerten und Standardabweichungen für quantitative Variablen und absoluten und relativen Häufigkeiten für qualitative Variablen.

4. Ergebnisse

4.1. Patientenkollektiv

Von 1874 Personen wurden je eine Beckenkammbiopsie und soweit möglich eine Blutprobe entnommen. Die Geschlechterverteilung des Kollektivs ist in Abbildung 10 dargestellt.

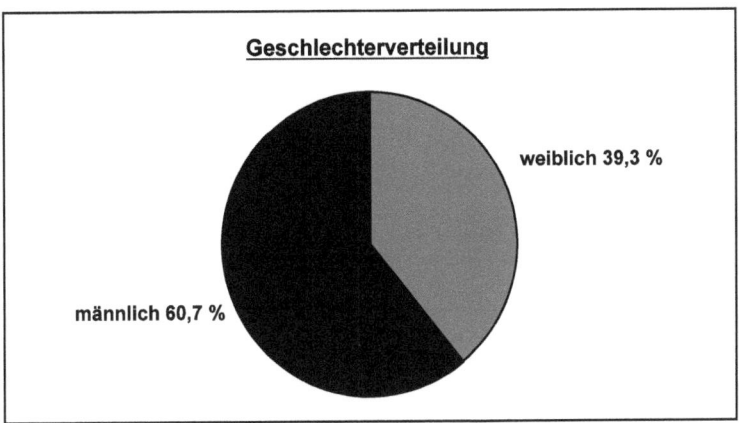

Abbildung 10: Geschlechterverteilung innerhalb des Patientenkollektivs.

Das Durchschnittsalter beträgt 61,6 ± 18,5 Jahre (Mittelwert ± Standardabweichung), wobei die jüngste Person jünger als 1 Jahr und die älteste Person 99 Jahre alt ist. Die Frauen sind im Mittel 66,9 (± 19) Jahre alt und damit älter als die im Mittel 58,2 (± 17,3) Jahre alten Männer ($p < 0{,}001$).

Die Verteilung der Entnahmezeitpunkte von Knochenbiopsie und Blutprobe in Bezug auf die Jahreszeit ist, wie Abbildung 11 zeigt, sehr ausgewogen. Dabei wurden für die jeweiligen Jahreszeiten in Annäherung an die astronomische Definition folgende Zeiträume verwendet: Frühling (April bis Juni), Sommer (Juli bis September), Herbst (Oktober bis Dezember) und Winter (Januar bis März).

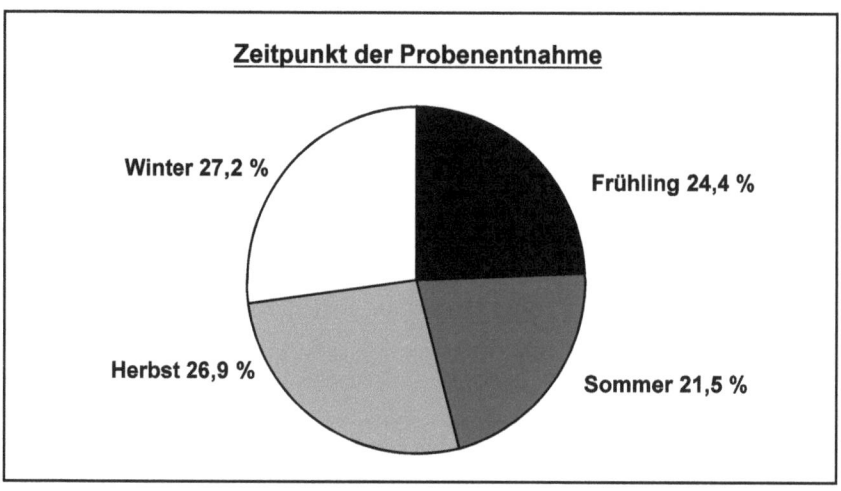

Abbildung 11: Prozentuale Verteilung der Probenentnahmen in Bezug auf die Jahreszeit.

4.2. Vitamin D im Jahresverlauf

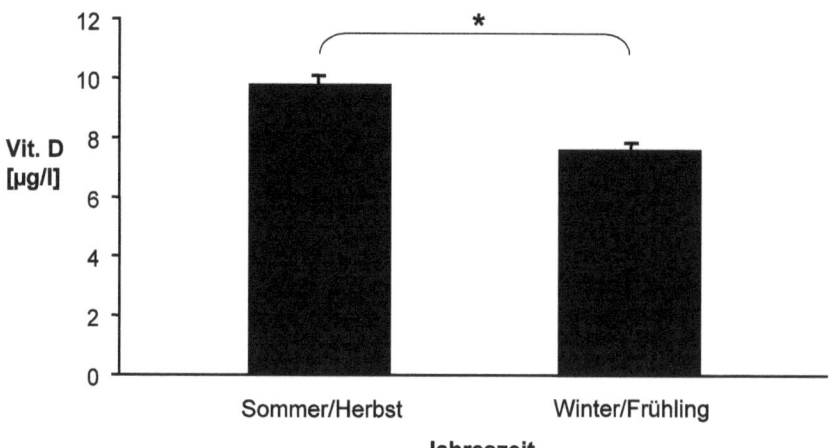

Abbildung 12: Darstellung der im Sommer und Herbst bzw. Winter und Frühling gemessenen [25(OH)D$_3$]-Konzentrationen. (* = $p < 0{,}05$).

Vergleicht man die im Sommer und Herbst gemessenen [25(OH)D$_3$]-Konzentrationen mit denen, die im Winter und Frühling erhoben wurden, so zeigt sich, dass im Winter und Frühling signifikant niedrigere Werte erreicht werden (p < 0,001) (vgl. Abb. 12). Im Sommer und im Herbst wurden im Mittel [25(OH)D$_3$]-Konzentrationen von 9,78 (± 7,34) µg/l gemessen, im Winter und im Frühling hingegen nur von 7,60 (± 5,89) µg/l.

Ein ähnliches Bild zeigt sich, wenn man die [25(OH)D$_3$]-Konzentrationen nicht halb-, sondern vierteljährlich anhand der astronomischen Jahreszeiten (Sommer, Herbst, Winter und Frühling) gruppiert (vgl. Abb. 13).

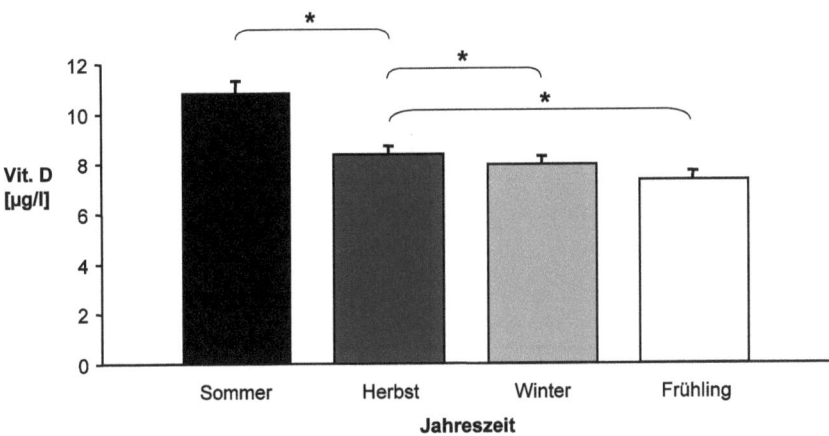

Abbildung 13: Darstellung der im Sommer, Herbst, Winter und Frühling gemessenen [25(OH)D$_3$]-Konzentrationen.

Ausgehend vom Sommer, erwartungsgemäß der Zeitraum mit den am höchsten gemessenen [25(OH)D$_3$]-Konzentrationen, lässt sich ein stetiger Abfall bis hin zum Frühling, mit den niedrigsten Werten, beobachten. Im Sommer wurden Werte von 10,84 (± 8,38) µg/l, im Herbst von 8,61 (± 5,78) µg/l, im Winter nur noch von 7,82 (± 5,85) µg/l und im Frühling schließlich von 7,32 (± 5,94) µg/l gemessen.

Dabei stellen sich die Unterschiede zwischen Sommer und Herbst (p = 0,008), Herbst und Winter (p = 0,011) und Herbst und Frühling (p < 0,001) signifikant dar.

Der im Verlauf stetige Abfall und der sich anschließende Anstieg der [25(OH)D$_3$]-Konzentrationen lässt sich entsprechend darstellen, wenn man die Jahreszeiten nach den jeweiligen Monaten aufschlüsselt (vgl. Abb. 14).

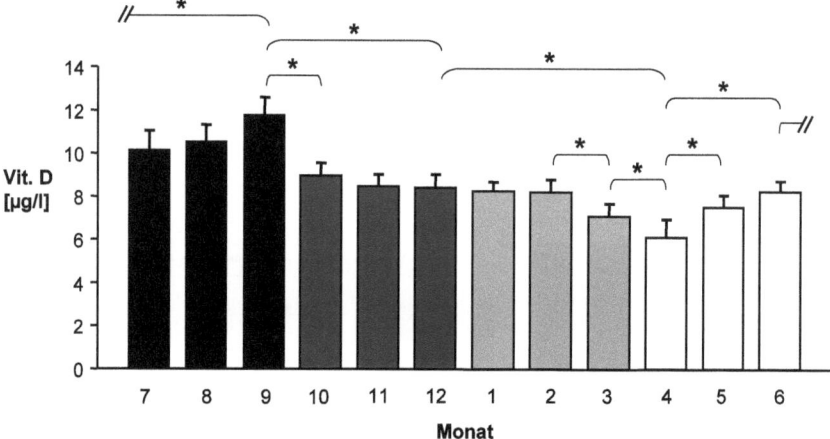

Abbildung 14: Darstellung der Monatsmittelwerte der gemessenen [25(OH)D$_3$]-Konzentrationen im Zeitraum eines Jahres von Juli bis Juni.

Im September wurden mit 11,76 (± 8,21) µg/l die höchsten [25(OH)D$_3$]-Konzentrationen gemessen. Von da an fallen, adäquat zur Abbildung 13, die Werte stetig ab (Oktober: 8,95 (± 5,90) µg/l, November: 8,47 (± 5,49) µg/l, Dezember: 8,40 (± 5,99) µg/l, Januar: 8,23 (± 4,86) µg/l, Februar: 8,19 (± 6,10) µg/l, März: 7,08 (± 6,48) µg/l) und erreichen im April mit 6,13 (± 7,47) µg/l ihren Tiefststand. Von April an steigen die Werte bis zum September wieder stetig an (Mai: 7,52 (± 5,39) µg/l, Juni: 8,22 (± 4,64) µg/l, Juli: 10,18 (± 8,06) µg/l, August: 10,56 (± 8,70) µg/l).

Auch hier stellen sich die Unterschiede im zeitlichen Verlauf signifikant dar, und zwar zwischen den Monaten September und Dezember (p = 0.001), Dezember und April (p < 0,001), April und Juni (p < 0,001) und Juni und September (p = 0,003). Es lassen sich aber auch zwischen einzelnen Monaten signifikante Unterschiede feststellen: zwischen September und Oktober (p = 0,010), Februar und März (p = 0,015), März und April (p = 0,025) und zwischen April und Mai (p < 0,001).

Im Jahresverlauf (Januar bis Dezember) stellt sich der entsprechende Graph wie in Abbildung 15 gezeigt dar. Die Abbildung zeigt den saisonalen Effekt auf die [25(OH)D$_3$]-Konzentration zusätzlich zu dem Balkendiagramm auch als kubische Trendlinie. Die entsprechende Funktionsgleichung ([25(OH)D$_3$]-Konzentration = exp(2,368 − 0,467 x Monat + 0,091 x Monat^2 − 0,005 x Monat^3) wurde durch eine Regressionsanalyse geschätzt. Dabei waren alle Parameterschätzer statistisch signifikant (p < 0,001).

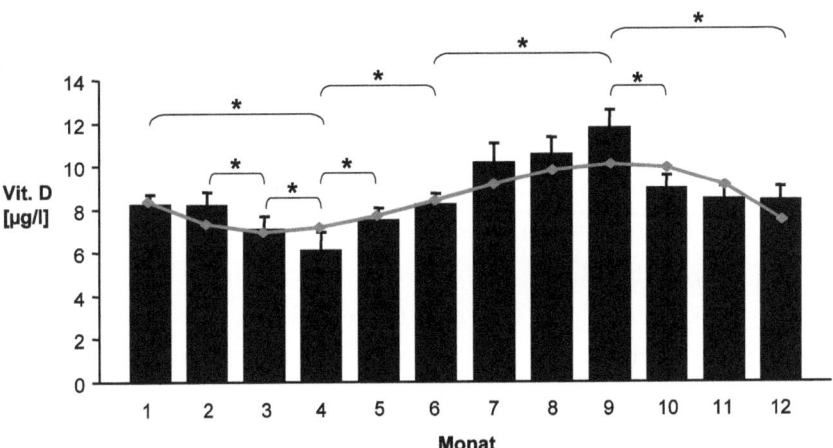

Abbildung 15: Darstellung der Monatsmittelwerte der gemessenen [25(OH)D$_3$]-Konzentrationen im Verlauf eines Jahres von Januar bis Dezember. In grau ist der Verlauf der [25(OH)D$_3$]–Konzentrationen als kubische Trendlinie dargestellt.

4.3. Korrelation von Vitamin D und Alter

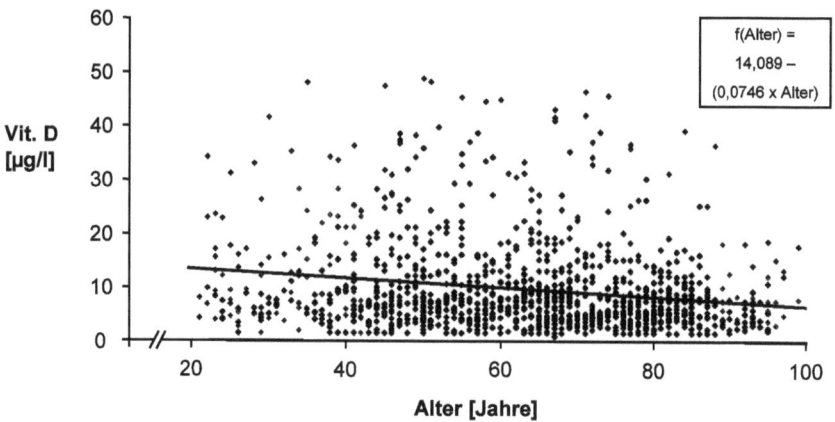

Abbildung 16: Korrelation des Alters gegen die [25(OH)D$_3$]-Konzentration. Die 1 bis 20 Jährigen wurden aufgrund sehr geringer Fallzahlen nicht dargestellt.

Zwischen der [25(OH)D$_3$]-Konzentration und dem Alter besteht ein signifikanter (p < 0,001) Zusammenhang. Beschreibt man diesen durch eine lineare Trendlinie (vgl. Abb. 16), erhält man über den kleinsten Quadrateschätzer die Geradengleichung: [25(OH)D$_3$]-Konzentration = 14,089 µg/l − (0,0746 µg/l x Alter). Das bedeutet, dass mit jedem Lebensalter die [25(OH)D$_3$]-Konzentration um 0,0746 µg/l abfällt.

Die [25(OH)D$_3$]-Konzentration eines 30jährigen beträgt also im Mittel 14,089 − (0,0746 x 30), also 11,851 µg/l.

Bildet man, wie in Abbildung 17 gezeigt, entsprechend der Altersdekaden Gruppen, lässt sich der stetige Abfall der [25(OH)D$_3$]-Konzentration im Alter ebenfalls darstellen. Ein signifikanter Unterschied zwischen den einzelnen Dekaden besteht nicht bzw. erst zwischen Dekade drei und acht (p = 0,005). Das bedeutet aber nicht, dass kein Unterschied vorhanden ist, sondern ist darauf zurückzuführen, dass im Vergleich zu der oben erwähnten Regressionsanalyse eine viel niedrigere Test-Power besteht. Diese erklärt sich durch die Zusammenfassung einzelner Werte in Gruppen und die viel geringeren Fallzahlen, die beim Vergleich zweier Gruppen im Vergleich zur Analyse des Gesamtkollektivs betrachtet werden.

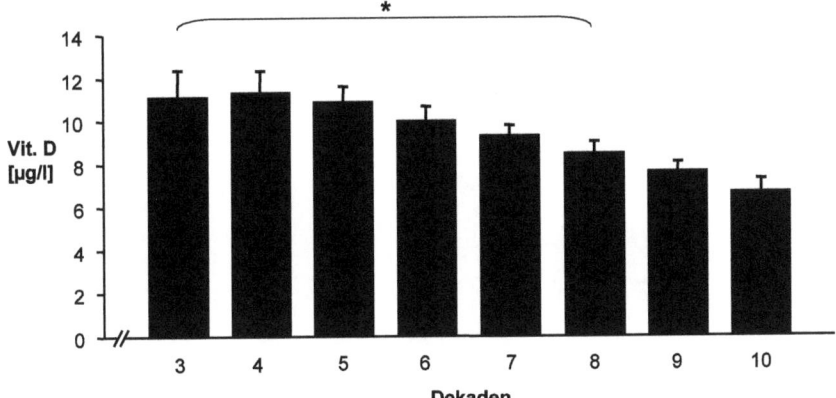

Abbildung 17: Darstellung der [25(OH)D$_3$]-Konzentrationen in Bezug auf die Altersdekaden. Die Dekaden 1 und 2 wurden aufgrund sehr geringer Fallzahlen nicht dargestellt.

4.4. Korrelation von Vitamin D und BMI

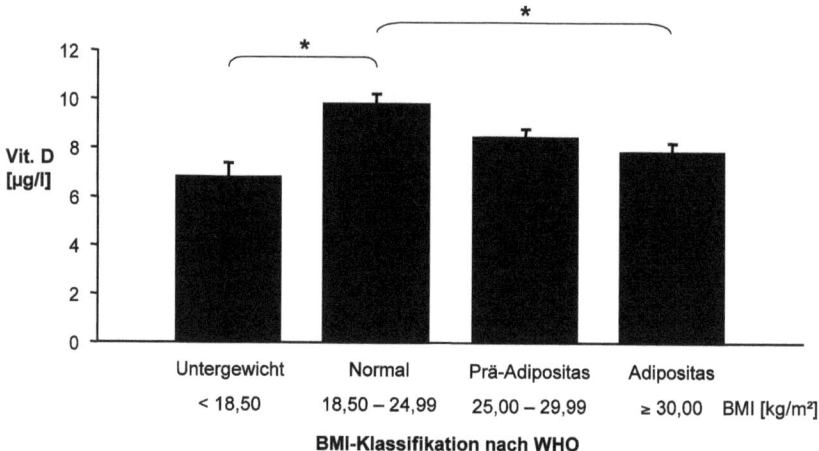

Abbildung 18: Darstellung der [25(OH)D$_3$]-Konzentrationen in Bezug auf den BMI. Definition des BMI entsprechend der "World Health Organization" (WHO) [89, 90, 91].

Sowohl Über- als auch Untergewichtige weisen im Vergleich zu Normalgewichtigen niedrigere [25(OH)D$_3$]-Konzentrationen auf. Die nach WHO-Klassifikation Untergewichtigen haben mit 6,82 (± 5,18) µg/l im Vergleich zu den Normalgewichtigen (9,84 (± 7,81) µg/l), den Prä-Adipösen (8,46 (± 6,11) µg/l und den Adipösen (7,87 (± 5,46) µg/l) die niedrigsten Werte.

Die Werte der Normalgewichtigen unterscheiden sich sowohl von den Untergewichtigen (p < 0,001) als auch von den Adipösen (p = 0,006) statistisch signifikant (vgl. Abb. 18).

4.5. Korrelation von Vitamin D und OV/BV

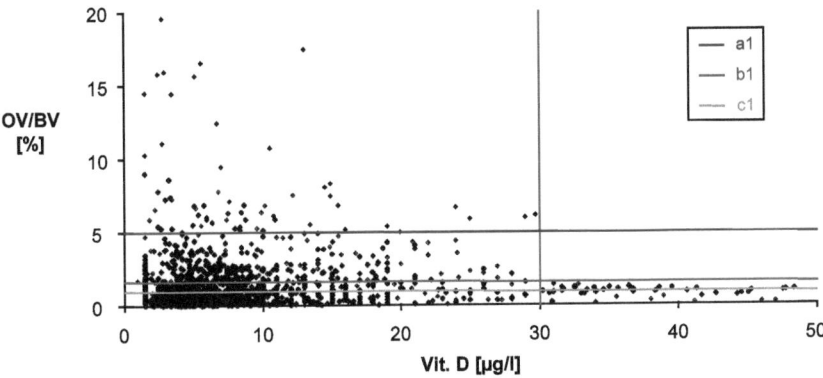

Abbildung 19: Korrelation der [25(OH)D₃]-Konzentrationen gegen OV/BV. (a1) Definition einer Osteomalazie ab OV/BV-Werten > 5% von Wilton et al. (1987) [92]. (b1) Definition einer Osteomalazie ab OV/BV-Werten > 2% von Priemel et al. [72]. (c1) Definition einer Osteomalazie ab OV/BV-Werten > 1,2% von Delling (1975) [17].

Abbildung 19 zeigt die erhobenen OV/BV-Werte (%) in Korrelation zur jeweils gemessenen [25(OH)D₃]-Konzentration (µg/l). Die drei horizontalen Linien (a1), (b1) und (c1) zeigen vorgeschlagene Grenzwerte für die Definition einer Osteomalazie. Betrachtet man die drei Grenzwerte in Bezug auf den von Holick [41] und Bischoff-Ferrari [7] als optimal vorgeschlagenen Wert von ≥ 30 µg/l [25(OH)D₃] (vertikale Linie), so erscheint der von Delling 1975 [17] vorgeschlagene Grenzwert (c1) von 1,2% OV/BV allerdings als vergleichsweise niedrig, da auch Personen mit weitaus höheren [25(OH)D₃]-Konzentrationen als 30 µg/l noch höhere OV/BV-Werte als 1,2% aufweisen.

Ab einer [25(OH)D₃]-Konzentration von 30 µg/l finden sich jedoch keine Osteoidvolumina oberhalb der von Priemel 2009 [72] (b1) bzw. von Wilton et al. 1987 [92] (a1) vorgeschlagenen Grenzwerte von 2 bzw. 5%.

4.6. Korrelation von Vitamin D und OS/BS

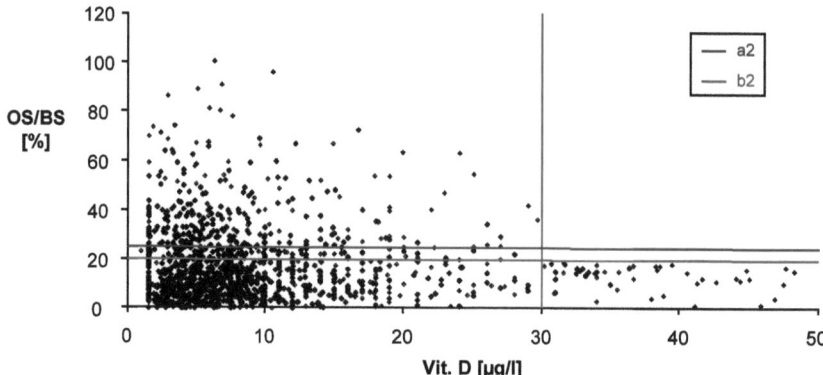

Abbildung 20: Korrelation der [25(OH)D₃]-Konzentrationen gegen OS/BS. (a2) Definition einer Osteomalazie ab OS/BS-Werten > 25% von Aaron et al. (1974) [1]. (b2) Definition einer Osteomalazie ab OS/BS-Werten > 20% von Priemel (2009) [72].

Abbildung 20 bezieht sich im Gegensatz zu Abbildung 19 nicht auf das Osteoidvolumen, sondern auf die Osteoidoberfläche. Aufgetragen sind die Werte für OS/BS [%] in Korrelation zu den jeweils gemessenen [25(OH)D₃]-Konzentrationen [µg/l].

Auch hier lässt sich zeigen, dass ab einem Wert von 30 µg/l [25(OH)D₃] keine OS/BS-Werte oberhalb der von Aaron et al. 1974 [1] bei 25% (a2) bzw. der von Priemel 2009 [72] bei 20% (b2) festgesetzten Grenzen zu finden sind.

4.7. Korrelation von Vitamin D und O.Th.

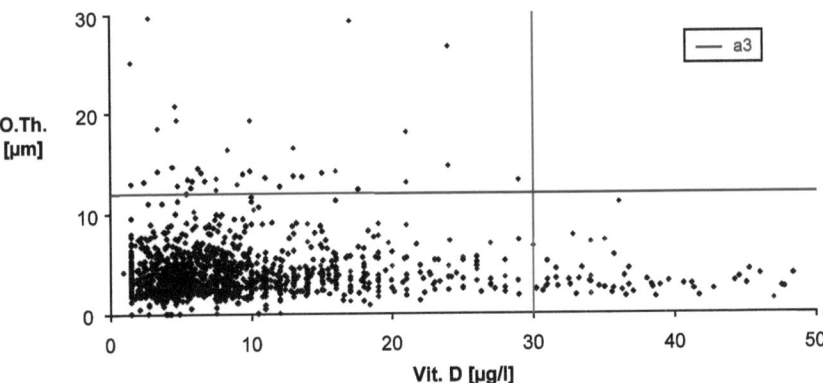

Abbildung 21: Korrelation der [25(OH)D$_3$]-Konzentrationen gegen O.Th. (a3) Definition einer Osteomalazie ab O.Th.-Werten > 12 µm von Lund (1982) [54].

Abbildung 21 zeigt die Korrelation von Osteoiddicke zur [25(OH)D$_3$]-Konzentration. In Analogie zu den Abbildungen 19 und 20 stellt die horizontale Linie (a3) einen von Lund 1982 [54] vorgeschlagenen Grenzwert von 12 µm O.Th. zur Definition einer Osteomalazie dar.

Auch hier finden sich ab einem Wert von 30 µg/l keine O.Th.-Werte oberhalb der von Lund vorgeschlagenen Grenzlinie.

5. Diskussion

Hintzpeter et al. beschrieben in ihrer 2008 veröffentlichten Arbeit [35] die Vitamin D-Versorgungssituation in Deutschland. Dabei konnten sie anhand von 4030 erwachsenen Probanden zeigen, dass 57% der Männer und 58% der Frauen [25(OH)D_3]-Konzentrationen unter 20 µg/l aufwiesen, was nicht nur einen sicheren Mangel darstellt [40], sondern sogar noch deutlich unter der empfohlenen Mindestgrenze von 30 µg/l liegt [7, 72]. Wie viele der untersuchten Personen mit ihren Werten unter 30 µg/l lagen, wird allerdings nicht beschrieben. Im Mittel erreichten die Männer eine [25(OH)D_3]-Konzentration von 18,1 µg/l und die Frauen von 17,9 µg/l. Deutschland muss also eindeutig als Vitamin D-Mangelgebiet angesehen werden.

Wodurch aber kommt der Vitamin D-Mangel zustande?
Die Deutsche Gesellschaft für Ernährung e.V. (DGE) empfiehlt für alle 1 bis 65 Jährigen eine Aufnahme von 5 µg (200 I.E.) Vitamin D pro Tag. Alle Jüngeren bzw. Älteren sollten 10 µg (400 I.E.) pro Tag zu sich nehmen. Aufgrund der Ergebnisse von Lehtonen-Veromaa et al. [53] und Anderen stimmen viele Experten darin überein, dass ohne adäquate Sonnenexposition sogar 20 bis 25 µg (800 bis 1000 I.E.) Vitamin D pro Tag mit der Nahrung aufgenommen werden müssten, um den Vitamin D-Bedarf zu decken [41].
Um allein die Menge von 5 µg Vitamin D zu erreichen, müsste man jedoch täglich Leberöl von Fischen oder 10 l Milch trinken bzw. 500 g Schweineleber, 2 kg Käse oder 10 Eigelb essen. Daher verwundern die Ergebnisse von Hintzpeter und Kollegen nicht, wonach 80,9% der Männer und 88,5% der Frauen weniger als die empfohlene Menge Vitamin D zu sich nehmen. Deswegen ist der Mensch darauf angewiesen den Großteil des benötigten Vitamin D über die endogene Synthese in der Haut zu decken oder diesen bewusst zu substituieren. Diesen Umstand beschrieben auch Holick und Kollegen 2003 und schätzten, dass der Mensch sogar 90-100% seines Bedarfs an Vitamin D durch endogene Synthese deckt [38].
Der Dachverband Osteologie (DVO) empfiehlt in seiner aktuellen Leitlinie (DVO-Leitlinie 2009) diesbezüglich zum Ausgleich eines schweren Vitamin D-Mangels Arme und Gesicht täglich für mindestens 30 Minuten der Sonne auszusetzen um

ausreichend Vitamin D zu bilden, was zu den Ergebnissen von Lips passt, der 2001 beschrieb, dass sogar eine zehnminütige Sonnenexposition der Arme und des Kopfes dreimal pro Woche ausreichend sei, um einem Vitamin D-Mangel vorzubeugen [51].

In der vorliegenden Arbeit konnte gezeigt werden, dass die Vitamin D-Konzentration saisonalen Schwankungen unterliegt, mit ansteigenden Werten in den sonnigeren und wärmeren Monaten (April bis September) und abfallenden in den weniger sonnigen und kälteren Monaten (Oktober bis März). Diese Ergebnisse decken sich mit denen von Hintzpeter et al. [35], die ebenfalls saisonale Schwankungen sowohl der [25(OH)D_3]-Konzentrationen als auch entsprechend invertiert der Konzentrationen von intaktem Parathormon (iPTH) zeigen konnten.

Bei der Frage nach der oder den Ursachen für die gezeigten Schwankungen ist es naheliegend anzunehmen, dass sie durch geringere Sonnenexpositionszeiten verursacht werden, sprich die empfohlenen 30 Minuten Sonnenexposition von Armen und Gesicht in den kälteren Monaten nicht eingehalten werden. Da es in Deutschland von Oktober bis März in der Regel zu kalt ist, um sich mit kurzärmeliger Oberbekleidung im Freien aufzuhalten, und gezeigt werden konnte, dass jede Form von Kleidung UVB-Strahlung so stark absorbiert, dass in der Haut keine Vitamin D-Synthese mehr stattfinden kann [37, 71], mag das ein Grund sein, warum die empfohlenen Werte nicht erreicht werden.

Eine andere mögliche Ursache ist die im Herbst und Winter geringere Sonnenstrahlungsintensität. Steigt der Zenitwinkel der Sonne (dies entspricht dem Winkel, unter dem die Sonne auf die Erde strahlt) im Winterhalbjahr an, resultiert daraus eine erhöhte UVB-Absorption, verursacht durch die verlängerte Durchtrittsstrecke der Strahlung durch die Ozonschicht. Wird der Winkel sehr spitz kommen nur noch wenige UVB-Strahlen bis auf die Erdoberfläche, was zu einer verminderten oder sogar aufgehobenen Produktion von Vitamin D führt [38, 41].

Die Gruppe um Matsuoka konnte zeigen, dass UVB-Strahlung von mindestens 180 J/m^2 notwendig ist, um die Vitamin D-Synthese in der Haut zu induzieren, und dass solche Intensitäten während des Winters in den nördlichen USA ab dem 40. Breitengrad nicht mehr erreicht werden [59]. Zu demselben Ergebnis kamen Webb und Kollegen, die gezeigt haben, dass in Edmonton (Geographische Breite 52°) von

Oktober bis März auch an sonnigen Tagen keine Vitamin D-Synthese in der Haut stattfindet, was weiter südlich (Geographische Breite 34°) jedoch problemlos möglich war [88].

Da Deutschland auch jenseits des 40. Breitengrades liegt (München 48°, Hamburg 53°) muss man sich die Frage stellen, ob es in Deutschland während des Winterhalbjahres überhaupt möglich ist Vitamin D zu synthetisieren.

Betrachtet man die physikalischen Halbstundendosiswerte der UVB-Strahlung (290 – 315 nm) von Sylt (Geographische Breite 54°) jeweils von 9:00 – 9:30 Uhr (schwarz), zum Sonnenhöchststand (13:27 – 13:57 Uhr mitteleuropäische Sommerzeit (MESZ) bzw. 12:27 – 12:57 Uhr mitteleuropäische Zeit (MEZ); grau) und von 17:00 – 17:30 Uhr (weiß) an gemessen, so zeigt sich, dass innerhalb von einer halben Stunde in den Monaten Januar, Februar, November und Dezember die erforderliche Intensität von 180 J/m^2 nicht bzw. für Februar knapp erreicht wird. In diesen Monaten wird man also trotz DVO-Leitlinien-gerechtem Verhalten nicht genügend Vitamin D synthetisieren. In den Monaten März und Oktober wird die erforderliche Intensität lediglich um die Zeit des Sonnenhöchststandes herum erreicht und nur in den Monaten April bis September ist die UVB-Strahlung auch vor- und/oder nachmittags intensiv genug um Vitamin D zu synthetisieren (vgl. Abb. 22) [76].

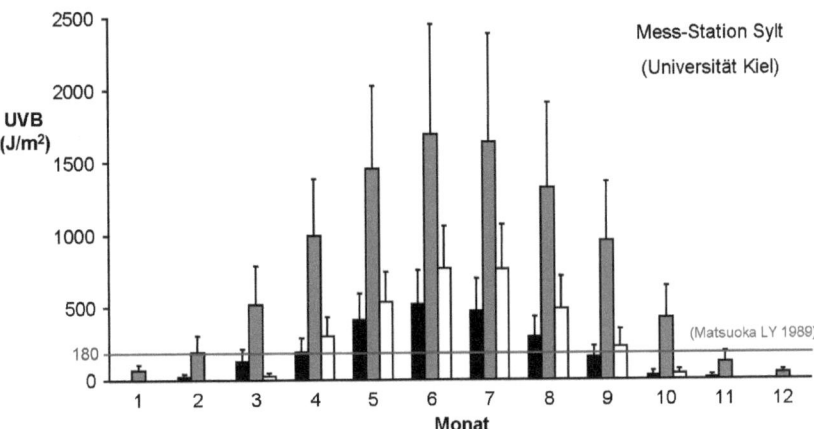

Abbildung 22: Physikalische Halbstundendosiswerte der UVB-Strahlung (290 – 315 nm) der Jahre 2004 bis 2008 gemessen mit Hilfe eines Spektralradiometers durch die Mess-Station Westerland/Sylt des Instituts für Medizinische Klimatologie der Christian-Albrechts-Universität Kiel (Direktor: Prof. Dr. Stick). Dargestellt sind jeweils die Werte von 9:00 – 9:30 (schwarz), zum Sonnenhöchststand (grau) und von 17:00 – 17:30 (weiß) [76]. Die rote Linie markiert die Schwelle, ab der Vitamin D-Synthese in der Haut möglich ist (180 J/m^2) [59].

Dieser Umstand passt zu den in der vorliegenden Arbeit beschriebenen saisonalen Schwankungen der Vitamin D-Konzentrationen, die im Verlauf eines Jahres von April bis September ansteigen und von Oktober bis März wieder abfallen.

Die Strahlungsintensität hat also anscheinend einen unmittelbaren Effekt auf die Vitamin D-Konzentration.

Die strahlungsbedingten Voraussetzungen für die Vitamin D-Synthese lassen sich noch genauer beurteilen, wenn man die rein physikalischen UVB-Halbstundendosiswerte mit dem Wirkungsspektrum für die Vitamin D-Synthese [DIN 5031-10] verrechnet. Dabei wird jedes gemessene (physikalische) Spektrum {E(290), E(291), E(292),...} mit dem jeweiligen Wert der Wirkungsfunktion für Vitamin D-Synthese wellenlängenweise multipliziert und abschließend integriert. Auf diese Weise erhält man Halbstundendosiswerte nicht für UVB, sondern für die Vitamin D-Synthese induzierende Strahlung.

Abbildung 23 zeigt die entsprechenden Werte von Sylt jeweils für die Zeit des Sonnenhöchststandes.

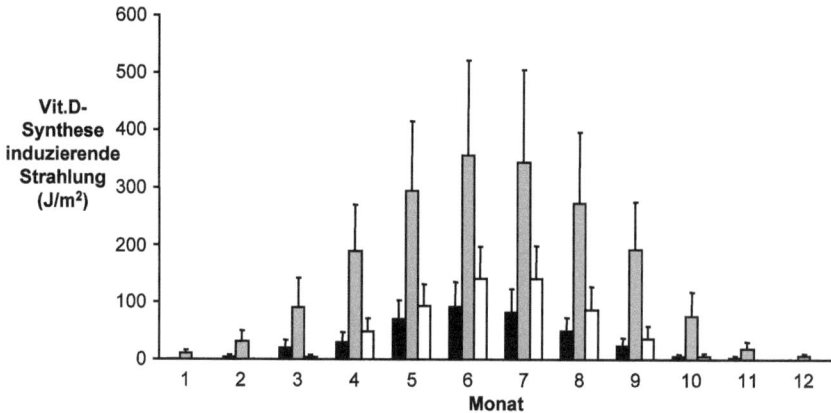

Abbildung 23: Halbstundendosiswerte der Vitamin D-Synthese induzierenden Strahlung gemessen zum Sonnenhöchststand durch die Mess-Station Westerland/Sylt des Instituts für Medizinische Klimatologie der Christian-Albrechts-Universität Kiel [76].

Auch hier zeigt sich ein ähnliches Bild wie in Abbildung 22. In den Monaten Januar, Februar, November und Dezember ist innerhalb von einer halben Stunde kaum Vitamin D-Synthese induzierende Strahlung messbar. März und Oktober zeigen geringfügig mehr Strahlung, wohingegen man zwischen März und April etwa eine Verdoppelung und zwischen September und Oktober etwa eine Halbierung der Strahlungsdosis beobachten kann [76].

Entsprechend passen auch die Vitamin D-Synthese induzierenden Halbstundendosiswerte gut zu den Ergebnissen der vorliegenden Arbeit.

Vergleicht man die physikalischen Halbstundendosiswerte zum Sonnenhöchststand von Sylt (Geographische Breite 54°) und Neuherberg (bei München; Geographische Breite 48°) (vgl. Abb. 24), so lässt sich feststellen, dass bereits ein Unterschied von 6 Grad nördlicher Breite einen deutlich messbaren Unterschied in der Bestrahlungsintensität der UVB-Strahlung ausmacht [76].

Dieser Umstand könnte dafür sprechen, dass zusätzlich zu dem von Hintzpeter et al. beschriebenen Vitamin D-Mangel in Deutschland eventuell ein Gefälle innerhalb Deutschlands existiert, mit niedrigeren [25(OH)D$_3$]-Konzentrationen im Norden als im Süden.

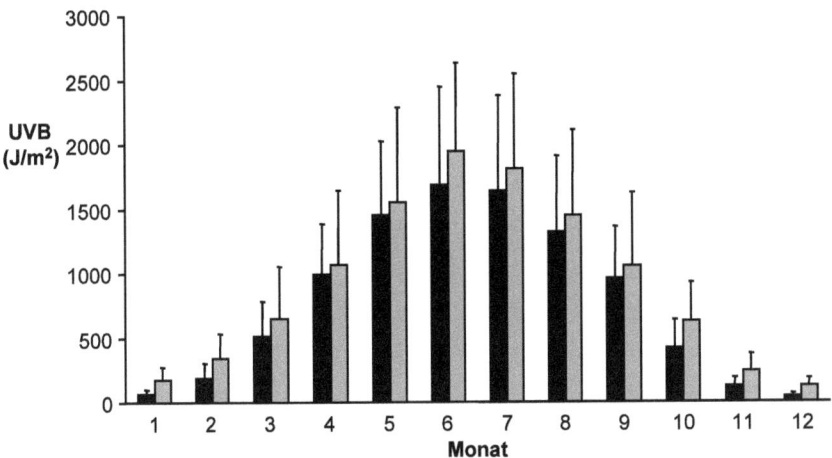

Abbildung 24: Physikalische Halbstundendosiswerte der UVB-Strahlung (390 - 315 nm) zum Sonnenhöchststand gemessen durch die Mess-Station Westerland/Sylt des Instituts für Medizinische Klimatologie der Christian-Albrechts-Universität Kiel (schwarz) bzw. durch die Messnetz-Zentrale München-Neuherberg des Bundesamtes für Strahlenschutz (grau) [76].

Die saisonalen Schwankungen der Vitamin D-Konzentrationen lassen sich also wahrscheinlich sowohl durch die Jahreszeit bedingten unterschiedlichen Sonnenexpositionszeiten als auch durch verschiedene Strahlungsintensitäten erklären. Sonnenexposition und Strahlungsintensität sind aber nicht die einzigen Einflussfaktoren auf die endogene Vitamin D-Synthese.

Es wurden verschiedene Risikofaktoren für Vitamin D-Mangel beschrieben: zu wenig Sonnenexposition bzw. zu wenig Strahlungsintensität bei vermeintlich genug Sonnenexposition [62], starke Hautpigmentierung [14, 36, 71, 77], kulturell bedingte Kleidungsvorschriften [37, 71], Immobilität [61, 77], Krankheiten, die die Vitamin D- oder Kalzium-Absorption beeinflussen [52], der Gebrauch von Sonnencremes [58, 71], zu hoher oder zu niedriger BMI [35] und hohes Lebensalter [35, 56].

Auch in dieser Arbeit konnte gezeigt werden, dass der BMI Einfluss auf die Vitamin D-Konzentration hat und sowohl Personen mit einem BMI kleiner als 18,5 kg/m^2 (Untergewicht gemäß WHO) also auch Personen mit einem BMI größer als 30 kg/m^2 (Adipositas gemäß WHO) signifikant niedrigere Vitamin D-Konzentrationen aufweisen als Personen mit einem normalen BMI (18,5 – 24,99 kg/m^2 gemäß WHO) [91]. Ebenfalls untersucht wurde der Einfluss des Alters und es konnte gezeigt werden, dass die Vitamin D-Konzentration mit dem Alter geringfügig abnimmt. MacLaughlin et al. [56] haben gezeigt, dass die Haut von Älteren im Vergleich zur Haut von Jüngeren sowohl weniger Provitamin D$_3$ enthält als auch eine verringerte Fähigkeit zur Umwandlung desselben in Prävitamin D$_3$ besitzt.

Vor dem Hintergrund der Ergebnisse von Chuck und Kollegen aus dem Jahr 2001 [13], dass jedoch auch die Haut eines 70 Jährigen bei entsprechender Sonnenbestrahlung in der Lage ist, genug Vitamin D zu produzieren, um den Bedarf zu decken, muss der Zusammenhang zwischen Alter und Vitamin D-Konzentration kritisch hinterfragt werden. In dieser Arbeit konnte zwar ein stetiger Abfall der Vitamin D-Konzentration gezeigt werden, ein signifikanter Unterschied zwischen den Altersdekaden allerdings erst ab einer Zeitspanne von fünf Dekaden. Bedenkt man zusätzlich, dass sich ältere Menschen weniger in der Sonne aufhalten als jüngere und dann in der Regel wärmer angezogen, stellt sich die Frage, ob der beobachtete Abfall der Vitamin D-Konzentration nicht eher durch diesen Umstand bedingt sein kann.

Vitamin D-Mangel führt bekanntermaßen zu Mineralisierungsstörungen des Knochens und im schwersten Fall bei Kindern zu Rachitis und bei Erwachsenen zu Osteomalazie. Neben diesen klassischen Folgen eines Vitamin D-Mangels wurden aber noch weitere entdeckt oder werden vermutet. Apperly beschrieb schon 1941 einen Zusammenhang zwischen Breitengrad und verschiedenen Erkrankungen: je höher der Breitengrad, desto höher das Risiko für Hypertonie und verschiedene Karzinome (Kolon, Mamma, Prostata, Ovar) [3]. Garland und Kollegen zeigten, dass Erwachsene mit einer [25(OH)D$_3$]-Konzentration von mind. 20 µg/l ein um 50% reduziertes Risiko haben ein Kolon- oder Mammakarzinom zu entwickeln [26]. Lappe et al. berichteten, dass das Risiko, ein Karzinom zu entwickeln, bei postmenopausalen Frauen, die über einen Zeitraum von vier Jahren täglich 1100 I.E. Vitamin D und 1000 mg Kalzium erhielten, um 60% reduziert werden konnte [50].
Neugeborene, die während des ersten Lebensjahres täglich 2000 I.E. Vitamin D erhielten, zeigten im Verlauf von 31 Jahren ein um 78% niedrigeres Risiko Diabetes

mellitus Typ 1 zu entwickeln, als die Neugeborenen, die nicht mit Vitamin D substituiert wurden [43].

In zwei großen Kohortenstudien in den USA (Nurses' Health Study, NHS und Nurses' Health Study II, NHSII) konnte gezeigt werden, dass Frauen, die täglich mindestens 400 I.E. Vitamin D zu sich nahmen, ein um mehr als 40% reduziertes Risiko aufwiesen Multiple Sklerose zu entwickeln [64].

Zusätzlich gibt es epidemiologische Hinweise darauf, dass Vitamin D-Mangel Auswirkungen auf Osteoarthritis, Tuberkulose, Präeklampsie und Parodontalerkrankungen hat [71].

Vor diesem Hintergrund sollte das Ziel sein eine adäquate Versorgung mit Vitamin D zu gewährleisten. Es gibt aber bisher keinen einheitlichen Konsens darüber, ab welchen Konzentrationen man von einem optimalen Vitamin D-Status sprechen kann [35]. Jedoch wird von vielen Experten die Meinung vertreten, dass eine Vitamin D-Konzentration < 20 µg/l einen Mangel darstellt [40], einige fordern sogar, dass Werte ≥ 30 µg/l erreicht werden sollen [7].

Betrachtet man die Abbildungen 19 bis 21 der vorliegenden Arbeit, so lässt sich, zumindest auf die Knochengesundheit bezogen, feststellen, dass 30 µg/l einen sinnvollen Zielwert darstellen, da keine der untersuchten Personen mit einem Wert von ≥ 30 µg/l pathologisch erhöhte Osteoidwerte aufwies, also weder erhöhte Osteoidvolumina noch eine erhöhte Osteoidoberfläche oder eine erhöhte Osteoiddicke. Dieser Wert deckt sich mit den Untersuchungen Anderer, die als Surrogatparameter für die Knochengesundheit nicht die Knochenmineralisierung verwendet haben: In mehreren Studien, in denen die Kalziumabsorption als Surrogat verwendet wurde, konnte gezeigt werden, dass die Effizienz bis zu einer [25(OH)D_3]-Konzentration von ~80 nmol/l (~32 µg/l) anstieg und ab diesem Wert ein Plateau erreichte [32, 42].

Trivedi et al. beobachteten eine Reduktion der osteoporotisch bedingten Frakturen ab [25(OH)D_3]-Konzentration von ~80 nmol/l (~32 µg/l) bei gleichzeitiger Substitution von Vitamin D und Kalzium [84].

Oft wurde die inverse Beziehung zwischen [25(OH)D_3] und PTH gezeigt. In der französischen SUVIMAX-Studie trat ein sekundärer Hyperparathyreoidismus, eines der Schlüsselkennzeichen eines zu niedrigen Vitamin D-Status, erst auf, wenn die [25(OH)D$_3$]-Konzentration unter Werte von 78 nmol/l (31 µg/l) abfiel [12].

Holick und Chen berichten, dass eine [25(OH)D$_3$]-Konzentrationen von 30 µg/l notwendig sei, um die positiven Effekte von Vitamin D nicht nur auf den Knochen, sondern auf die Gesundheit im Allgemeinen zu maximieren [41].

Da die dafür notwendige Aufnahme von Vitamin D über die Nahrung letztendlich nicht zu gewährleisten ist und viele die nötigen Sonnenexpositionszeiten nicht einhalten können bzw. diese in den Wintermonaten kaum einhaltbar sind, sollte eine generelle Vitamin D-Substitution in Deutschland überdacht werden. Neugeborene werden innerhalb des ersten Lebensjahres noch mit Vitamin D substituiert. Warum die Substitution danach abgebrochen und nicht weitergeführt wird, sollte zur Diskussion gestellt und kritisch überdacht werden.

Holick et al. beziffern die Menge an Vitamin D, die substituiert werden sollte, um ohne adäquate Sonnenexposition [25(OH)D$_3$]-Konzentrationen von 30 µg/l zu erreichen, auf mindestens 800-1000 I.E. pro Tag [41]. Dieselbe Menge (1000 I.E./Tag) schlägt auch Grant vor [29]. Hollis plädiert sogar dafür, dass die Vitamin D-Ergänzung für Erwachsene 2000 I.E. pro Tag betragen sollte [42].

Da Vitamin D im Fett gespeichert und sehr langsam wieder abgegeben wird, kann die Substitution auch monatlich, alle 6 Monate oder sogar jährlich verabreicht werden. Khaw und Kollegen erreichten durch eine Dosis von 100.000 I.E. alle 6 Monate eine Erhöhung der [25(OH)D$_3$]-Konzentration für mehrere Monate von im Mittel 34,5 nmol/l (13,8 µg/l) auf im Mittel 53,9 nmol/l (21,6 µg/l) [47].

Als Alternative oder Ergänzung sollte in Erwägung gezogen werden, was in anderen Ländern wie beispielsweise den USA, Kanada, England, Irland, Schottland und Australien schon lange gängige Praxis ist: die Anreicherung von Lebensmitteln wie Milch und Margarine mit Vitamin D [11].

Die Gefahr von Überdosierungen ist als eher gering einzustufen. Vitamin D-Intoxikationen sind extrem selten und führen, sollten sie dennoch auftreten, primär zu Hyperkalzämie und Hyperkalziurie. Eine tägliche Vitamin D-Aufnahme von 10.000 I.E. (250 µg), also die doppelte Menge des vom „Institute of Medicine" festgelegten

„tolerable upper intake level" (UL), wird jedoch ohne Nebenwirkungen vertragen [40, 87]. Das ist verständlich, wenn man bedenkt, dass eine komplette Körper-MED (Minimale erythemwirksame Dosis) innerhalb von 24 Stunden nach Sonnenexposition zu einer Abgabe von 10.000 – 20.000 I.E. Vitamin D in den Blutkreislauf führt [29, 42].

Um durch Überdosierung von Vitamin D Vergiftungssymptome zu verursachen sind sehr viel höhere Dosen nötig, wie ein dokumentierter Fall von Vitamin D-Intoxikation aus dem Jahr 1999 nahe legt. Dabei nahmen die betroffenen Personen über einen Zeitraum von 7 Monaten unwissentlich 42.000 µg (1.700.000 I.E.) Vitamin D pro Tag zu sich und wurden mit Nierenversagen, Gewichtsverlust, Übelkeit, Fieber etc. ins Krankenhaus eingeliefert [86].

Derartige Konzentrationen wären aber im Zuge einer Supplementierung von Lebensmitteln nicht zu erreichen. Sollte es durch Einnahme von Vitamin D-haltigen Präparaten wider Erwarten und versehentlich doch zu einer Überdosierung kommen, wäre die dadurch zustande kommende Hyperkalzämie medikamentös durch eine Bisphosphonat-Therapie therapierbar [67].

Auch „zuviel" Sonnenstrahlung verursacht keine Vitamin D-Intoxikation, da überschüssiges Prävitamin D und Cholecalciferol durch UVB-Strahlung in inaktive Photoprodukte umgewandelt werden [40].

Die von vielen Experten geforderte Substitution von Vitamin D kann – auch in Kombination mit „Sonnenbaden" und mit Vitamin D angereicherten Lebensmitteln – wohl gefahrlos umgesetzt werden.

6. Zusammenfassung

Bei der vorliegenden Untersuchung von 1874 Personen konnte gezeigt werden, dass die [25(OH)D$_3$]-Konzentration saisonalen Schwankungen unterliegt, wobei in den wärmeren und sonnigeren Monaten (April bis September) ein kontinuierlicher Anstieg und in den kälteren und weniger sonnigen Monaten (Oktober bis März) ein kontinuierlicher Abfall beobachtet werden konnte.

Neben der Einflussgröße Jahreszeit wurden auch der Body Mass Index (BMI) und das Alter untersucht. Sowohl Personen mit einem BMI kleiner als 18,5 (Untergewicht gemäß WHO) also auch Personen mit einem BMI größer als 30 (Adipositas gemäß WHO) weisen signifikant niedrigere [25(OH)D$_3$]-Konzentrationen auf als Personen mit einem normalen BMI (18,5 – 24,99 gemäß WHO). Auch das Alter scheint eine Rolle zu spielen, die [25(OH)D$_3$]-Konzentration nimmt mit zunehmendem Alter stetig ab [90].

Angesichts der Auswirkungen eines Vitamin D-Mangels, sowohl auf den Knochen als auch auf die Gesundheit im Allgemeinen, erscheint es sinnvoll eine adäquate Versorgung mit Vitamin D zu gewährleisten. Bis heute gibt es allerdings keinen einheitlichen Konsens darüber, was die „optimale" [25(OH)D$_3$]-Konzentration angeht. Aufgrund der Ergebnisse dieser Arbeit lässt sich zumindest in Bezug auf die Knochengesundheit feststellen, dass ein Wert von 30 µg/l erstrebenswert ist, da bei keiner der untersuchten Personen, die Konzentrationen von mindestens 30 µg/l [25(OH)D$_3$] aufwiesen, pathologisch erhöhte Osteoidwerte (OV/BV, OS/BS, O.Th.) auftraten.

Aufgrund der Tatsache, dass die dafür notwendige Aufnahme von Vitamin D über die Nahrung nicht zu gewährleisten ist, es in Deutschland – im Gegensatz zu anderen Ländern – nach wie vor nicht erlaubt ist, Nahrungsmittel mit Vitamin D zu versetzen, und angezweifelt werden muss, ob die UVB-Strahlung in Deutschland (Geographische Breite: ca. 48° (München) bis 54° (Sylt)) gerade in den Wintermonaten für adäquate endogene Vitamin D-Synthese in der Haut ausreichend ist, sollte für die Bevölkerung in Deutschland in Erwägung gezogen bzw. empfohlen werden, Vitamin D oral zu substituieren.

7. Abkürzungsverzeichnis

1-α-Hydroxylase	25-Hydroxyvitamin D-1α-Hydroxylase
Abb.	Abbildung
Aqua dest.	Aqua destillata
ASBMR	American Society of Bone and Mineral Research
BMI	Body mass index
BMU	Basic multicellular unit
BPO	Benzoylperoxid
cm	Zentimeter
CTx	C-terminale Telopeptide aus Kollagen Typ I
DGE	Deutsche Gesellschaft für Ernährung e.V.
DMPT	N,N-Dimethyl-p-Toludidin
DVO	Dachverband Osteologie e.V.
DXA	Dual Energy X-Ray Absorptiometry
g	Gramm
GH	Growth hormone
GHRH	Growth hormone releasing hormone
I.E.	Internationale Einheit
IGF-1	Insulin-like growth factor 1
iPTH	Intaktes Parathormon
J	Joule
kg	Kilogramm
l	Liter
m^2	Quadratmeter
mm	Millimeter
M-CSF	Macrophage colony-stimulating factor
MED	Minimale erythemwirksame Dosis
mg	Milligramm
ml	Milliliter
MS	Multiple Sklerose

NHS	Nurses´ Health Study
NHSII	Nurses´ Health Study II
nm	Nanometer
nmol	Nanomol
NTx	N-terminale Telopeptide aus Kollagen Typ I
OPG	Osteoprotegrin
OS/BS	Osteoid surface per Bone surface
O.Th.	Osteoid Thickness
OV/BV	Osteoid volume per Bone volume
PINPs	Prokollagen Typ 1 N Propeptide
PICPs	Prokollagen Typ 1 C Propeptide
pQCT	periphere quantitative Computertomographie
PTH	Parathormon
RANK	Receptor Activator of NF-κB
RANKL	Receptor Activator of NF-κB Ligand
TRAP	Tartratresistente saure Phosphatase
UL	Tolerable upper intake level
VDR	Vitamin D-Rezeptor
WHO	World Health Organisation
$[1,25(OH)_2D_3]$	1,25-Dihydroxycholecalciferol (Calcitriol)
$[25(OH)D_3]$	25-Hydroxyvitamin D
$[Ca_{10}(PO_4)_6OH_2]$	Hydroxylapatit
°C	Grad Celsius
µg	Mikrogramm
µm	Mikrometer

8. Literaturverzeichnis

1. **Aaron JE, Gallagher JC, Nordin BE (1974)** Seasonal variation of histological osteomalacia in femoral-neck fractures. Lancet. 2(7872):84-5.

2. **Alpert PT, Shaikh U (2007)** The effects of vitamin D deficiency and insufficiency on the endocrine and paracrine systems. Biol Res Nurs. 9(2):117-29.

3. **Apperly FL (1941)** The relation of solar radiation to cancer mortality in North America. Cancer Res. 1:191-195.

4. **Bamberger CM, Schulte HM (1997)** Mechanisms of action of glucocorticoids. Internist (Berl). 38(4):366-70.

5. **Bex M, Bouillon R (2003)** Growth hormone and bone health. Horm Res. 60 Suppl 3:80-6.

6. **Bianco P, Riminucci M, Gronthos S, Robey PG (2001)** Bone marrow stromal stem cells: nature, biology, and potential applications. Stem Cells. 19(3):180-92.

7. **Bischoff-Ferrari HA, Giovannucci E, Willett WC, Dietrich T, Dawson-Hughes B (2006)** Estimation of optimal serum concentrations of 25-hydroxyvitamin D for multiple health outcomes. Am J Clin Nutr. 84(1):18-28.

8. **Bland R (2000)** Steroid hormone receptor expression and action in bone. Clin Sci (Lond). 98(2):217-40.

9. **Bordier P, Matrajt H, Miravet L, Hioco D (1964)** Histological measure of the volume and resorption of bone joints. Pathol Biol (Paris). 12:1238-43.

10. **Briot K, Roux C (2005)** What is the role of DXA, QUS and bone markers in fracture prediction, treatment allocation and monitoring? Best Pract Res Clin Rheumatol. 19(6):951-64.

11. **Calvo MS, Whiting SJ, Barton CN (2005)** Vitamin D intake: a global perspective of current status. J Nutr. 135(2):310-6.

12. **Chapuy MC, Preziosi P, Maamer M, Arnaud S, Galan P, Hercberg S, Meunier PJ (1997)** Prevalence of vitamin D insufficiency in an adult normal population. Osteoporos Int. 7(5):439-43.

13. **Chuck A, Todd J, Diffey B (2001)** Subliminal ultraviolet-B irradiation for the prevention of vitamin D deficiency in the elderly: a feasibility study. Photodermatol Photoimmunol Photomed. 17(4):168-71.

14. **Clemens TL, Adams JS, Henderson SL, Holick MF (1982)** Increased skin pigment reduces the capacity of skin to synthesise vitamin D3. Lancet.;1(8263):74-6.

15. **Compston JE (2001)** Sex steroids and bone. Physiol Rev. 81(1):419-447.

16. **Datta HK, Ng WF, Walker JA, Tuck SP, Varanasi SS (2008)** The cell biology of bone metabolism. J Clin Pathol. 61(5):577-87.

17. **Delling G (1975)** Endokrine Osteopathien: Morphologie, Histomorphometrie u. Differenzialdiagnose. In: Büngeler W, Eder M, Lennert K, Peters G, Sandritter W, Seifert G (Hrsg): Veröffentlichungen aus der Pathologie; H 98. Gustav Fischer Verlag, Stuttgart

18. **Drenckhahn D, Kugler P (2003)** Knochengewebe. In: Benninghoff, Drenckhahn (Hrsg.) Anatomie. Urban & Fischer, München, Jena 16., völlig neu bearbeitete Auflage, Band 1, S. 133-149.

19. **Ducy P, Desbois C, Boyce B, Pinero G, Story B, Dunstan C, Smith E, Bonadio J, Goldstein S, Gundberg C, Bradley A, Karsenty G (1996)** Increased bone formation in osteocalcin-deficient mice. Nature. 382(6590):448-52.

20. **Dusso AS, Brown AJ, Slatopolsky E (2005)** Vitamin D. Am J Physiol Renal Physiol. 289(1):F8-28.

21. **El Maghraoui A, Roux C (2008)** DXA scanning in clinical practice. QJM. 101(8):605-17. Epub 2008 Mar 10.

22. **Elmardi AS, Katchburian MV, Katchburian E (1990)** Electron microscopy of developing calvaria reveals images that suggest that osteoclasts engulf and destroy osteocytes during bone resorption. Calcif Tissue Int. 46(4):239-45.

23. **Fernández-Tresguerres-Hernández-Gil I, Alobera-Gracia MA, del-Canto-Pingarrón M, Blanco-Jerez L (2006)** Physiological bases of bone regeneration II. The remodeling process. Med Oral Patol Oral Cir Bucal. 11(2):E151-7.

24. **Frost HM (1964)** Dynamics of bone remodeling. In: Frost HM (ed) Bone Biodynamics, Little Brown & Co, Boston, USA, p 315–333.

25. **Frost HM (1990)** Skeletal structural adaptations to mechanical usage (SATMU): 2. Redefining Wolff's law: the remodeling problem. Anat Rec. 226(4): 414-22. Review

26. **Garland CF, Comstock GW, Garland FC, Helsing KJ, Shaw EK, Gorham ED (1989)** Serum 25-hydroxyvitamin D and colon cancer: eight-year prospective study. Lancet. 2(8673):1176-8.

27. **Gensure RC, Gardella TJ, Jüppner H (2005)** Parathyroid hormone and parathyroid hormone-related peptide, and their receptors. Biochem Biophys Res Commun. 328(3):666-78.

28. **Giustina A, Mazziotti G, Canalis E (2008)** Growth hormone, insulin-like growth factors, and the skeleton Endocr Rev. 29(5):535-59. Epub 2008 Apr 24.

29. **Grant WB, Holick MF (2005)** Benefits and requirements of vitamin D for optimal health: a review. Altern Med Rev. 10(2):94-111.

30. **Hadjidakis DJ, Androulakis II (2006)** Bone remodeling. Ann N Y Acad Sci. 1092:385-96.

31. **Heaney RP (2004)** Functional indices of vitamin D status and ramifications of vitamin D deficiency. Am J Clin Nutr. 80(6 Suppl):1706S-9S.

32. **Heaney RP (2007)** Vitamin D endocrine physiology. J Bone Miner Res. 22 Suppl 2:V25-7.

33. **Hepp WR, Debrunner HU (1966)** Orthopädisches Diagnostikum, 7., überarbeitete und aktualisierte Auflage. Georg Thieme Verlag, Stuttgart

34. **Hesch RD, Busch U, Prokop M, Delling G, Rittinghaus EF (1989)** Increase of vertebral density by combination therapy with pulsatile 1-38hPTH and sequential addition of calcitonin nasal spray in osteoporotic patients. Calcif Tissue Int. 44(3):176-80.

35. **Hintzpeter B, Mensink GB, Thierfelder W, Müller MJ, Scheidt-Nave C (2008)** Vitamin D status and health correlates among German adults. Eur J Clin Nutr. 62(9):1079-89. Epub 2007 May 30.

36. **Holick MF (1985)** The photobiology of vitamin D and its consequences for humans. Ann N Y Acad Sci. 453:1-13.

37. **Holick MF (1994)** McCollum Award Lecture, 1994: vitamin D--new horizons for the 21st century. Am J Clin Nutr. 60(4):619-30.

38. **Holick MF (2003)** Vitamin D: A millenium perspective. J Cell Biochem. 88(2):296-307.

39. **Holick MF (2006)** Resurrection of vitamin D deficiency and rickets. J Clin Invest. 116(8):2062-72.

40. **Holick MF (2007)** Vitamin D deficiency. N Engl J Med. 357(3):266-81.

41. **Holick MF, Chen TC (2008)** Vitamin D deficiency: a worldwide problem with health consequences. Am J Clin Nutr. 87(4):1080S-6S.

42. **Hollis BW (2005)** Circulating 25-hydroxyvitamin D levels indicative of vitamin D sufficiency: implications for establishing a new effective dietary intake recommendation for vitamin D. J Nutr. 135(2):317-22.

43. **Hyppönen E, Läärä E, Reunanen A, Järvelin MR, Virtanen SM (2001)** Intake of vitamin D and risk of type 1 diabetes: a birth-cohort study. Lancet. 358(9292):1500-3.

44. **Jakob F, Seefried L, Ebert R (2008)** Pathophysiology of bone metabolism. [Article in German] Internist (Berl). 49(10):1159-60, 1162, 1164 passim.

45. **Jilka RL (2007)** Molecular and cellular mechanisms of the anabolic effect of intermittent PTH. Bone. 40(6):1434-46. Epub 2007 Apr 6.

46. **Kann PH (2004)** Growth hormone, bone metabolism and osteoporosis in adulthood. Dtsch Med Wochenschr.;129(24):1390-4.

47. **Khaw KT, Scragg R, Murphy S (1994)** Single-dose cholecalciferol suppresses the winter increase in parathyroid hormone concentrations in healthy older men and women: a randomized trial. Am J Clin Nutr. 59(5):1040-4.

48. **Kung AW (2003)** Androgen and bone mass in men. Asian J Androl. 5(2):148-54.

49. **Lange U, Müller-Ladner U (2007)** Glucocorticoid induced osteoporosis. Z Rheumatol. 66(2):129-36; quiz 137-8.

50. **Lappe JM, Travers-Gustafson D, Davies KM, Recker RR, Heaney RP (2007)** Vitamin D and calcium supplementation reduces cancer risk: results of a randomized trial. Am J Clin Nutr. 85(6):1586-91.

51. **Lips P (2001)** Vitamin D deficiency and secondary hyperparathyroidism in the elderly: consequences for bone loss and fractures and therapeutic implications. Endocr Rev. 22(4):477-501.

52. **Lips P (2004)** Which circulating level of 25-hydroxyvitamin D is appropriate? J Steroid Biochem Mol Biol. 89-90(1-5):611-4.

53. **Lehtonen-Veromaa M, Möttönen T, Nuotio I, Irjala K, Viikari J (2002)** The effect of conventional vitamin D(2) supplementation on serum 25(OH)D concentration is weak among peripubertal Finnish girls: a 3-y prospective study. Eur J Clin Nutr. 56(5):431-7.

54. **Lund B, Sørensen OH, Lund B, Melsen F, Mosekilde L (1982)** Vitamin D metabolism and osteomalacia in patients with fractures of the proximal femur. Acta Orthop Scand. 53(2):251-4.

55. **MacDonald BR, Gowen M (1993)** The cell biology of bone. Baillieres Clin Rheumatol. 7(3):421-43.

56. **MacLaughlin J, Holick MF (1985)** Aging decreases the capacity of human skin to produce vitamin D3. J Clin Invest. 76(4):1536-8.

57. **Martin TJ (1983)** Drug and hormone effects on calcium release from bone. Pharmacol Ther. 21(2):209-28.

58. **Matsuoka LY, Ide L, Wortsman J, MacLaughlin JA, Holick MF (1987)** Sunscreens suppress cutaneous vitamin D3 synthesis. J Clin Endocrinol Metab. 64(6):1165-8.

59. **Matsuoka LY, Wortsman J, Haddad JG, Hollis BW (1989)** In vivo threshold for cutaneous synthesis of vitamin D3. J Lab Clin Med. 1989 114(3):301-5.

60. **Mazziotti G, Angeli A, Bilezikian JP, Canalis E, Giustina A (2006)** Glucocorticoid-induced osteoporosis: an update. Trends Endocrinol Metab. 17(4):144-9.

61. **Meyer C (2004)** Scientists probe role of vitamin D: deficiency a significant problem, experts say. JAMA. 292(12):1416-8.

62. **Meyer HE, Falch JA, Søgaard AJ, Haug E (2004)** Vitamin D deficiency and secondary hyperparathyroidism and the association with bone mineral density in persons with Pakistani and Norwegian background living in Oslo, Norway, The Oslo Health Study. Bone. 35(2):412-7.

63. **Miller SC, Jee WS (1987)** The bone lining cell: a distinct phenotype? Calcif Tissue Int. 41(1):1-5.

64. **Munger KL, Zhang SM, O'Reilly E, Hernán MA, Olek MJ, Willett WC, Ascherio A (2004)** Vitamin D intake and incidence of multiple sclerosis. Neurology. 62(1):60-5.

65. **Norman AW (2008)** From vitamin D to hormone D: fundamentals of the vitamin D endocrine system essential for good health. Am J Clin Nutr. 88(2):491S-499S.

66. **Notelovitz M (2002)** Androgen effects on bone and muscle. Fertil Steril. 77 Suppl 4:S34-41.

67. **Orbak Z, Doneray H, Keskin F, Turgut A, Alp H, Karakelleoglu C (2006)** Vitamin D intoxication and therapy with alendronate (case report and review of literature). Eur J Pediatr. 165(8):583-4. Epub 2006 Apr 29.

68. **Parfitt AM (1976)** The actions of parathyroid hormone on bone: relation to bone remodeling and turnover, calcium homeostasis, and metabolic bone disease. Part I of IV parts: mechanisms of calcium transfer between blood and bone and their cellular basis: morphological and kinetic approaches to bone turnover. Metabolism. 25(7):809-44.

69. **Parfitt AM, Drezner MK, Glorieux FH, Kanis JA, Malluche H, Meunier PJ, Ott SM, Recker RR (1987)** Bone histomorphometry: standardization of nomenclature, symbols, and units. Report of the ASBMR Histomorphometry Nomenclature Committee. J Bone Miner Res. 2(6):595-610.

70. **Pondel M (2000)** Calcitonin and calcitonin receptors: bone and beyond. Int J Exp Pathol. 81(6):405-22.

71. **Prentice A, Goldberg GR, Schoenmakers I (2008)** Vitamin D across the lifecycle: physiology and biomarkers. Am J Clin Nutr. 88(2):500S-506S.

72. **Priemel M, von Domarus C, Klatte TO, Kessler S, Schlie J, Meier S, Proksch N, Pastor F, Netter C, Streichert T, Püschel K, Amling M. (2009)** Bone Mineralization Defects and Vitamin D Deficiency: Histomorphometric Analysis of Iliac Crest Bone Biopsies and Circulating 25-Hydroxyvitamin D in 675 Patients. J Bone Miner Res. [Epub ahead of print]

73. **Rehman MT, Hoyland JA, Denton J, Freemont AJ (1994)** Age related histomorphometric changes in bone in normal British men and women. J Clin Pathol. 47(6):529-34.

74. **Rodan GA (2003)** The development and function of the skeleton and bone metastases. Cancer 97(3 Suppl):726-32.

75. **Saggese G, Baroncelli GI, Bertelloni S (2002)** Puberty and bone development. Best Pract Res Clin Endocrinol Metab. 16(1):53-64.

76. **Sandmann H (2009)** Persönliche Mitteilung

77. **Semba RD, Garrett E, Johnson BA, Guralnik JM, Fried LP (2000)** Vitamin D deficiency among older women with and without disability. Am J Clin Nutr. 72(6):1529-34.

78. **Simon LS (2007)** Osteoporosis. Rheum Dis Clin North Am. 33(1):149-76.

79. **Singer FR, Eyre DR (2008)** Using biochemical markers of bone turnover in clinical practice. Cleve Clin J Med. 75(10):739-50.

80. **Suda T, Ueno Y, Fujii K, Shinki T (2003)** Vitamin D and bone. J Cell Biochem. 88(2):259-66.

81. **Swarthout JT, D'Alonzo RC, Selvamurugan N, Partridge NC (2002)** Parathyroid hormone-dependent signaling pathways regulating genes in bone cells. Gene. 282(1-2):1-17.

82. **Syed F, Khosla S (2005)** Mechanisms of sex steroid effects on bone. Biochem Biophys Res Commun. 328(3):688-96.

83. **Teti A, Zallone A (2009)** Do osteocytes contribute to bone mineral homeostasis? Osteocytic osteolysis revisited. Bone. 44(1):11-6. Epub 2008 Oct 14

84. **Trivedi DP, Doll R, Khaw KT (2003)** Effect of four monthly oral vitamin D3 (cholecalciferol) supplementation on fractures and mortality in men and women living in the community: randomised double blind controlled trial. BMJ. 326(7387):469.

85. **Väänänen HK, Zhao H, Mulari M, Halleen JM (2000)** The cell biology of osteoclast function. J Cell Sci. 113 (Pt 3):377-81.

86. **Vieth R, Pinto TR, Reen BS, Wong MM (2002)** Vitamin D poisoning by table sugar. Lancet. 359(9307):672.

87. **Vieth R (2007)** Vitamin D toxicity, policy, and science. J Bone Miner Res. 22 Suppl 2:V64-8.

88. **Webb AR, Kline L, Holick MF (1988)** Influence of season and latitude on the cutaneous synthesis of vitamin D3: exposure to winter sunlight in Boston and Edmonton will not promote vitamin D3 synthesis in human skin. J Clin Endocrinol Metab. 67(2):373-8.

89. **WHO (1995)** Physical status: the use and interpretation of anthropometry. Report of a WHO Expert Committee. World Health Organ Tech Rep Ser. 854:1-452.

90. **WHO (2000)** Obesity: preventing and managing the global epidemic. Report of a WHO consultation. World Health Organ Tech Rep Ser. 894:i-xii, 1-253.

91. **WHO Expert Consultation (2004)** Appropriate body-mass index for Asian populations and its implications for policy and intervention strategies. Lancet. 363(9403):157-63.

92. **Wilton TJ, Hosking DJ, Pawley E, Stevens A, Harvey L (1987)** Screening for osteomalacia in elderly patients with femoral neck fractures. J Bone Joint Surg Br. 69(5):765-8.

93. **Zaidi M, Moonga BS, Huang CL (2004)** Calcium sensing and cell signaling processes in the local regulation of osteoclastic bone resorption. Biol Rev Camb Philos Soc. 79(1):79-100.

9. Danksagung

Sehr geehrter Herr Prof. Dr. med. Michael Amling,
ich danke Ihnen für die Aufnahme in Ihre Arbeitsgruppe, die sich in allen Belangen als Glücksfall für mich erwiesen hat, und für Ihr Vertrauen in mich.

Sehr geehrter Herr Dr. med. Christoph v. Domarus,
Dir danke ich für Deine Betreuung, konstruktive Kritik zu jeder Zeit, viele Ideen und eine gelungene Zusammenarbeit.

Des Weiteren danke ich Herrn Prof. Dr. med. Klaus Püschel und den Mitarbeitern des Instituts für Rechtsmedizin des Universitätsklinikums Hamburg-Eppendorf, ohne deren Hilfe diese Arbeit nicht möglich gewesen wäre.

Sehr geehrter Herr Dr. rer. nat. Henner Sandmann,
ich danke Dir für Deine unerwartet ausführliche und selbstlose Hilfe und meine neu erworbenen Kenntnisse über UVB-Strahlung, Wirkungsfunktionen und Forschungstauchen.

Bedanken möchte ich mich auch bei allen Mitarbeitern des Zentrums für Biomechanik und Skelettbiologie, nicht nur für gutes Arbeiten, sondern auch und vor allem für eine tolle Arbeitsatmosphäre.

Dipl.-Stat. Alexander Jimmy Hapfelmeier,
Dir danke ich für den SPSS-Crashkurs, Regressionsanalysen, geopferte Zeit und Deine Freundschaft.

Frederik Pastor,
vielen Dank für die praktische und geistige Zusammenarbeit.

Meinen Eltern Gabriele und Johannes und meinen Brüdern Simon und Jakob danke ich für grenzenlose Unterstützung und Liebe.

Liebe Beppo,

ich danke Dir für Deine Unterstützung und Kraft, auf die ich zu jeder Zeit bauen konnte. Danke, dass Du immer an mich geglaubt hast.

Matthias Krause,

ich danke Dir für das geduldvolle Beantworten der immer selben Fragen, viel guten Zuspruch und Inspiration.

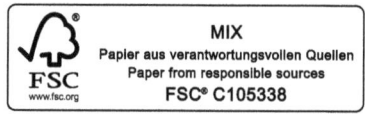

Printed by Books on Demand GmbH, Norderstedt / Germany

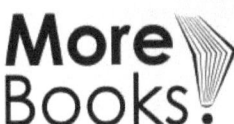 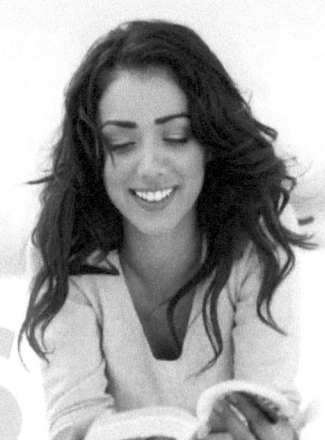

I want morebooks!

Buy your books fast and straightforward online - at one of world's fastest growing online book stores! Environmentally sound due to Print-on-Demand technologies.

Buy your books online at
www.morebooks.shop

Kaufen Sie Ihre Bücher schnell und unkompliziert online – auf einer der am schnellsten wachsenden Buchhandelsplattformen weltweit! Dank Print-On-Demand umwelt- und ressourcenschonend produziert.

Bücher schneller online kaufen
www.morebooks.shop

KS OmniScriptum Publishing
Brivibas gatve 197
LV-1039 Riga, Latvia
Telefax: +371 686 204 55

info@omniscriptum.com
www.omniscriptum.com

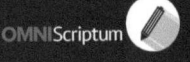